음식 궁합과 습관 개선이 일으키는 기적

섭식혁명

건강박사 **강 성 식** 저

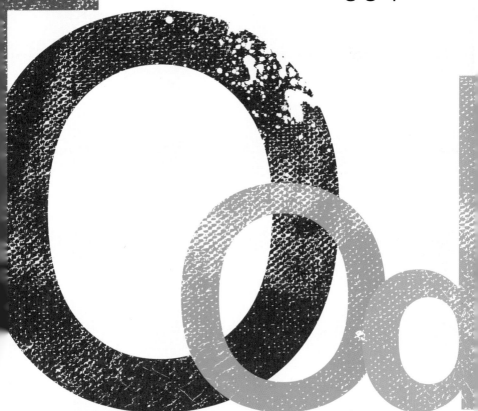

대|경|북|스

섭식혁명

1판 1쇄 인쇄 2022년 5월 6일
1판 1쇄 발행 2022년 5월 10일

발행인 김영대
펴낸 곳 대경북스
등록번호 제 1-1003호
주소 서울시 강동구 천중로42길 45(길동 379-15) 2F
전화 (02)485-1988, 485-2586~87
팩스 (02)485-1488
홈페이지 http://www.dkbooks.co.kr
e-mail dkbooks@chol.com

ISBN 978-89-5676-908-0

머리말

몸이 아프면 병원에 가는 것이 당연하지만, 당장 몸에 별 이상이 없다는 이유로 잘못된 식습관과 생활습관을 지속함으로써 없던 병을 만들거나 작은 병을 크게 키우는 것은 미련한 짓이다. 제대로 먹고, 올바른 생활습관을 유지하려고 노력하는 것만으로도 수많은 병을 예방하거나 호전시킬 수 있다. 100세 시대를 살아가는 우리에게는 자신의 병을 스스로 관리하고 개선하려는 지혜가 필요하다. 몸이 아프면 100세를 살아도 아무런 소용이 없다.

우리 인간은 한 끼라도 식사를 거르면 몸에 힘이 빠지거나 머리가 잘 돌아가지 않는다. 우리 몸을 구성하고 에너지원으로 사용되며, 체내 곳곳에서 수많은 역할을 담당하고 있는 영양소의 영향은 그만큼 중요하다.

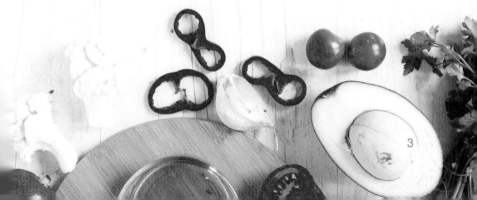

3

사람의 몸에 존재하는 영양소는 약 60종이다. 그중에서 산소가 65%로 가장 많고, 다음이 탄소 18%, 수소 10%, 질소 3% 등 4원소가 96%를 차지하고 있다. 나머지 4%가 미네랄이다.

영양소 중에서도 '단백질', '지방', '탄수화물(당질)'의 세 가지는 몸의 토대가 됨과 동시에 에너지원이 되기도 하므로 '3대 영양소'라고 한다. 여기에 '비타민'과 '미네랄'을 더하면 5대 영양소가 되고, '식이섬유'를 제6의 영양소라고도 한다.

단백질은 주로 근육·장기·혈액을 만드는 재료가 된다. 몸의 모든 부분은 단백질로 구성되어 있다고 말해도 과언이 아니다. 지방은 지방산으로 분해되어 에너지원으로 쓰이거나, 긴급사태에 대비해서 에너지와 물을 몸에 저장하는 중요한 역할을 한다. 탄수화물(당질)은 포도당으로 분해되어 에너지원이 되거나, 뇌기능에도 영향을 미치는 중요한 영양소이다.

한편, 음식물로부터 영양소를 흡수하여 에너지로 바꾸거나, 몸을 만드는 재료로 만들 때에는 비타민의 역할이 필수적이다. 지구상에 있는 많은 원소 중 4원소를 제외한 것을 '미네랄

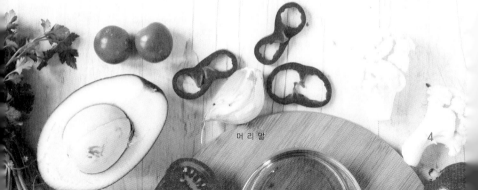

(무기질)'이라고 한다. 3대 영양소, 비타민과 함께 5대 영양소 중 하나로 꼽힌다. 미네랄(mineral)은 직역하면 '광물질'로 천연으로 생성된 무기물질이다.

영양소로서 중요한 역할을 하는 미네랄은 현재 16종으로 알려져 있다. 그중에서 1일 필요량이 100mg 이상인 것이 '중요 미네랄'이고, 100mg 미만인 것을 '미량 미네랄'이라고 한다.

이들 5대 영양소는 모두 우리 몸에 없어서는 안 되는 것들이지만, 가장 중요한 것은 영양소의 밸런스이다. 너무 과하거나 부족해도 몸에 이상을 가져올 수 있기 때문이다. 이들 영양소들의 역할에 대해 올바르게 이해하고 균형있게 섭취하는 지혜가 필요하다.

5대 영양소 외에도 절대적으로 필요하진 않지만 건강유지나 병예방을 위해 중요한 영양성분들이 많이 존재한다. 이런 것들을 '기능성 성분(삼차기능)' 또는 '기능성 식품'이라고 한다. 기능성 성분으로는 제6의 영양소라고 불리는 식이섬유, 폴리페놀(polyphenol), 유산균, 키토산(keto acid), 콘드로이틴(chondroitin) 등 많은 종류가 있다.

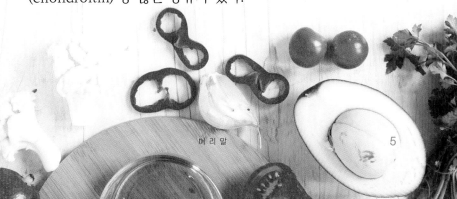

이 책에서는 이들 5대 영양소와 기능성 성분에 대해 설명하고, 각 영양소가 풍부하게 들어 있는 식품에 대해 소개하였다. 또한 최근 석류, 브라질넛, 아로니아, 블루베리, 노니 등 뜨고 있는 자연식품의 장단점에 대해서도 자세하게 설명하였다.

어떤 식품들을 함께 먹으면 따로 먹는 것보다 더 큰 시너지가 있는 반면, 어떤 식품들은 오히려 부정적인 효과가 있는 경우가 있다. 이른바 궁합이 맞는 음식과 궁합이 맞지 않는 음식이 있다.

궁합이 맞는 음식을 먹으면 음식 간의 시너지 효과로 건강에 도움을 주지만, 궁합이 맞지 않는 음식을 함께 먹으면 탈이 나거나 부작용을 일으킬 수도 있다. 우리가 먹는 음식의 성분과 다른 음식과의 상호작용을 살펴봄으로써 궁합이 맞는 음식과 맞지 않는 음식에 대해 자세하게 설명하였다.

끝으로, 올바른 호흡의 원리와 실천방법, 비만을 이기는 생활습관과 비만 해소법, 좋은 수면습관과 잘자는 비결 등 건강을 지키는 올바른 생활습관에 대해 설명하였다.

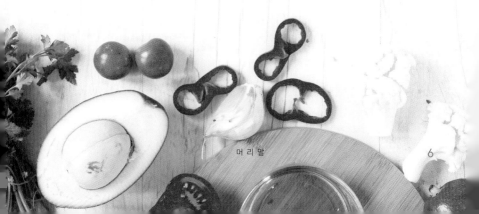

아무쪼록 이 책을 통해 독자들이 우리 몸을 구성하고 에너지원으로 사용되는 영양소에 대해 올바르게 이해하고 균형있는 섭식과 잘못된 생활습관 개선을 통해 스스로 건강을 유지 관리하는 지혜를 얻을 수 있기를 기대한다. 혁명은 누가 대신 해주는 것이 아니다. 스스로의 의지로 자신의 내부로부터 일으켜야 하는 법이다.

2022년 4월

저자 씀

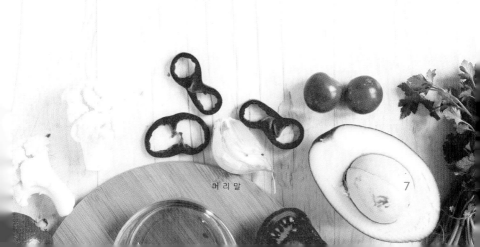

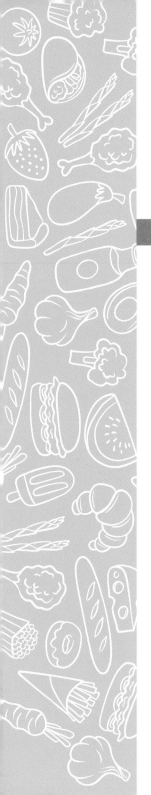

차 례

1편 우리 몸을 지켜주는 영양소

1장 3대 영양소와 식이섬유

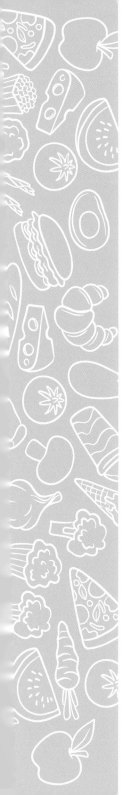

2장 비타민

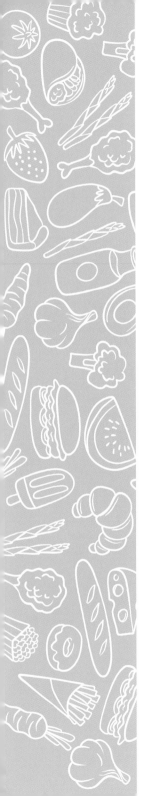

차례   11

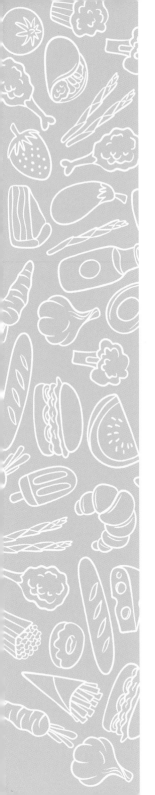

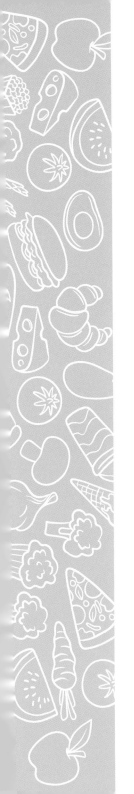

4장 기능성 성분과 기타 식품의 성분

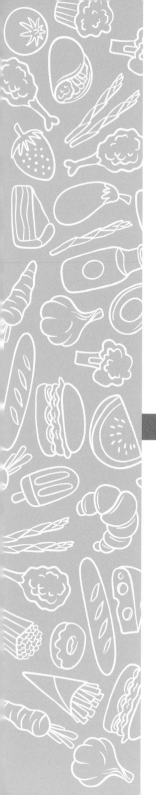

5장 뜨고 있는 자연식품 바로 알기

2편 음식의 궁합

1장 함께 섭취하면 좋은 음식

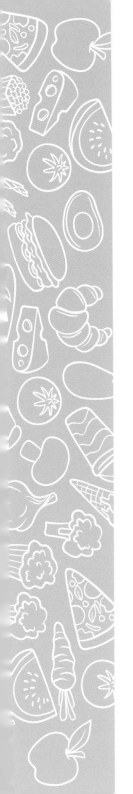

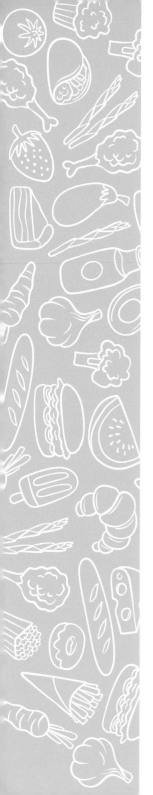

2장 함께 섭취하면 안 좋은 음식

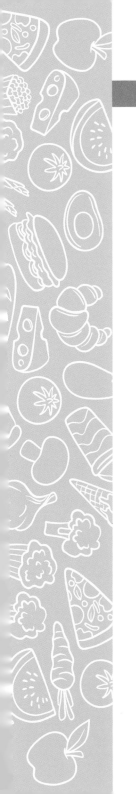

3편 건강을 지키는 생활

1장 올바른 호흡

2장 비만을 이기는 생활습관

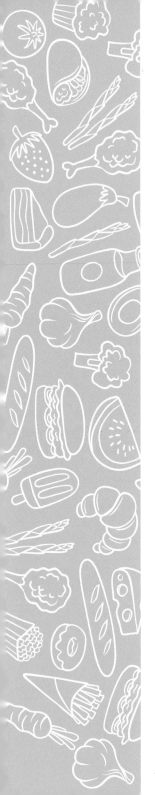

3장 잠이 보약

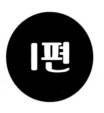

1편

우리 몸을 지켜주는 영양소

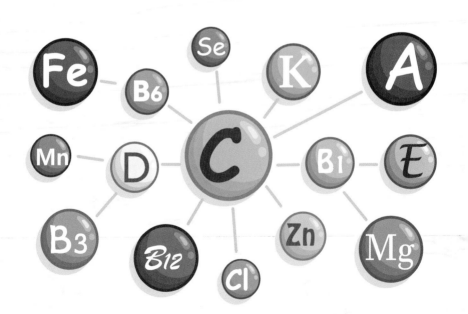

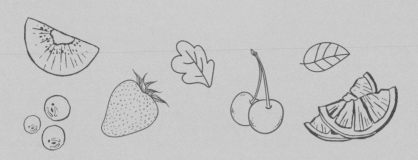

한 끼라도 식사를 거르면 몸에 힘이 빠지거나
머리가 잘 돌아가지 않는다.
영양소의 영향은 그만큼 큰 법.
그중에서도 가장 중요한 것이 3대 영양소이다.

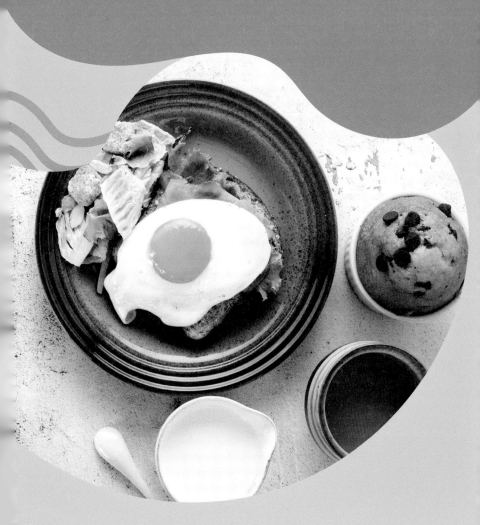

1장

3대 영양소와 식이섬유

3대 영양소란 무엇인가?

가장 중요한 것은 영양소의 밸런스

영양소 중에서도 '단백질', '지방', '탄수화물(당질)'의 세 가지는 몸의 토대가 됨과 동시에 에너지원이 되기도 하므로 '3대 영양소'라고 한다. 여기에 '비타민'과 '미네랄'을 더하면 5대 영양소가 되고, '식이섬유'를 제6의 영양소라고도 한다.

단백질은 주로 근육·장기·혈액을 만드는 재료가 된다. 몸의 모든 부분은 단백질로 구성되어 있다고 말해도 과언이 아니다. 지방은 지방산으로 분해되어 에너지원으로 쓰이거나, 긴급사태에 대비해서 에너지와 물을 몸에 저장하는 중요한 역할을 한다. 탄수화물(당질)은 포도당으로 분해되어 에너지원이 되거나, 뇌기능에도 영향을 미치는 중요한 영양소이다.

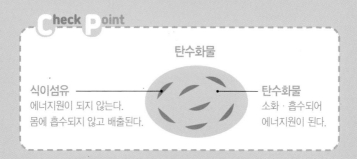

Check Point

탄수화물

식이섬유 ——————— 탄수화물
에너지원이 되지 않는다.   소화·흡수되어
몸에 흡수되지 않고 배출된다.   에너지원이 된다.

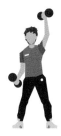

단백질

마쵸인 토목작업원.
의지가 되므로 모두가 있어 주길
바라지만, 정해진 곳에 머물지 않
겠다는 주의. 일이 끝나면 사라저
버린다.

단백질

 단백질은 몸의 재료가 되는 영양소

3대 영양소 중 하나인 '단백질(protein)'은 운동하는 사람들에게는 특히 익숙한 말이다.

단백질은 근육 · 피부 · 내장 · 머리카락 · 혈액 등 몸의 모든 부분을 만드는 재료가 되며, 10만 종 이상이 있다. 그런데 단백질의 기본 구성단위인 약 20종의 아미노산은 여러 가지 형태로 조합되어 있다.

그중에서 체내에서 충분한 양을 합성하지 못하는 9종의 아미노산을 '필수아미노산', 아미노산 · 지방 · 당을 써서 체내에서 합성할 수 있는 나머지 11종의 아미노산을 '비필수아미노산'이라고 한다. 둘 다 필요하지만, 특히 필수아미노산은 체내에서 합성하지 못하므로 식사로 섭취하지 않으면 안 된다.

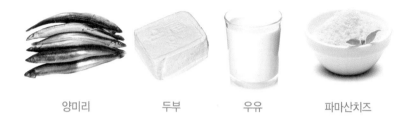

| 양미리 | 두부 | 우유 | 파마산치즈 |

우리 몸의 약 20%를 차지하고 있는 단백질은 근육·내장 등의 재료가 된다. 나아가 소화기관이나 뇌신경계통의 기능을 조절하는 호르몬, 대사에 꼭 필요한 산소, 병과 싸우는 면역항체 등을 만드는 재료로써 실로 중요한 역할을 담당하고 있다.

이렇게 중요한 영양소임에도 불구하고 몸안에는 단백질의 저장고가 없다. 그래서 매일 빠뜨리지 말고 섭취해야 한다. 그런데 다른 3대 영양소인 지방과 탄수화물(당질)은 저장고가 있어서 몸이 필요로 하는 만큼 쓰고, 여분으로 남겨둔 것은 중성지방이 되어 지방세포로 축적된다.

 '무엇부터 먹을까'도 중요

아미노산으로 구성되어 있는 단백질이지만, 체내에서 충분

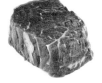

| 가다랑어 | 소 안심 스테이크 고기 | 검은참치 붉은살 | 닭가슴살 |
| | | | (껍질을 제거한 영계) |

히 합성할 수 없는 '아미노산=필수아미노산'은 부족하지 않도록 주의해야 한다. 부족하면 새로운 머리카락이나 피부가 만들어지지 않기 때문에 탈모나 피부가 거칠어지는 증상이 나타날 수도 있다. 또한 근육이 줄어들어 살찌기 쉬워지거나, 면역력 저하에 의해 감기에 걸리기 쉬워진다.

단백질이 많이 포함된 식품을 그냥 많이 먹기만 하면 될까? 그렇지 않다. 그럼 무엇을 먹으면 좋을까? 맞다. 굉장히 어렵다. 그래서 등장한 것이 '아미노산 스코어(amino acid score)'인데, 이것은 '식품에 포함된 필수아미노산의 밸런스를 알 수 있는 채점표'이다. 수치가 100에 가까우면 가까울수록 모든 필수아미노산을 균형 있게 포함하고 있는 식품이라고 할 수 있다.

단백질에는 '동물성 단백질'과 '식물성 단백질'이 있다. 동물성 단백질은 고기·생선·계란 등에 들어 있고, 식물성 단백질은 콩·곡물·야채 등에 들어 있다. 지방이 적을 것 같은 식물성 단백질이 좋다고 생각할 수도 있으나 반드시 그런 것은 아니다. 동물성 단백질이 아미노산 스코어가 높다. 대략 동물성 단백질의 아미노산 스코어는 100이라고 기억해두자.

참고로 백미에는 콩에 많이 들어 있는 아미노산인 라이신(lysine)이 적고, 콩에 적게 들어 있는 함유(유황포함)아미노산(sulfur-containing amino acid)이 많이 들어 있다. 청국장은 백미와 콩에 각각 부족한 아미노산을 서로 커버해주는 이상적인 영양소이다.

단백질의 과다섭취는 금물

단백질은 체내에 저장고가 없어서 남으면 오줌이 되어 몸 밖으로 버려질 수밖에 없다. 그렇게 되면 콩팥에 부담이 가기 때문에 기능저하를 불러일으키게 된다. 고령자가 과다섭취하면 식욕부진이나 연하(삼킴)장애, 체력이나 면역력저하에 의한 감염증이나 합병증 등을 유발할 수도 있다.

한편 단백질이 풍부한 식품은 비교적 칼로리가 높다. 다이어트 중인 사람이나 근육을 키우기 위해 의식적으로 섭취하고 있는 사람은 주의가 필요하다.

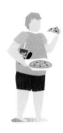

지방

지방

상냥한 얼굴의 뚱뚱한 청년.
느긋한 성격이지만 실은 일을
굉장히 많이 한다. 지용성 비타
민에 끌린다.

📌 지방은 가장 큰 에너지원

'지방'은 너무 많이 섭취하면 안 되지만, 굉장히 중요한 영양소다.

지방은 어떤 작용을 할까? 물론 몸의 에너지원이 된다. 자동차는 에너지로 가솔린을 주입해야 하지만, 인간은 매일의 식사로부터 에너지를 만드는 수밖에 없다. 그리고 그 에너지원이 되는 것이 3대 영양소인 단백질, 지방, 탄수화물(당질)이다. 그중에서도 가장 큰 에너지원이 되는 것은 지방이다.

탄수화물 에너지는 g당 4킬로칼로리지만, 지방은 탄수화물의 배 이상인 9킬로칼로리이다. 큰 숟갈 한가득이 약 110킬로칼로리이므로 어느 정도 큰 건지 알 수 있을 것이다. 지방은 적은 양의 음식으로도 커버되므로 효율이 높은 에너지원이지만, 소비되고 남은 것은 체내에 축적된다. 지방에는 뼈·근육·내장을 지키는 역할도 있으므로 양에 주의하면서 섭취해야 한다.

그밖에도 지방은 몸의 기능을 도와주는 호르몬의 재료가 되거나, 기름에 녹는 비타민(지용성 비타민) 흡수를 돕고, 세포를 감싸는 막을 만드는 데에도 결정적인 역할을 한다. 특히 다이어트 중인 여성은 항상 경계해야 하지만, 친해질 수밖에 없는 영양소다.

>>>> 이상지질혈증의 진단기준(공복 시 채혈)

	콜레스테롤	수치
고 LDL콜레스테롤혈증 경계역 LDL콜레스테롤혈증	LDL콜레스테롤 수치	140mg/dl 이상 120~139mg/dl
저 HDL콜레스테롤혈증	HDL콜레스테롤 수치	40mg/dl 미만
고 트리글리세라이드혈증 (고중성지방혈증)	트리글리세라이드 수치 (대표적인 중성지방)	150mg/dl 이상

(일본동맥경화학회(편) : 동맥경화성 질환예방 가이드라인. 일본동맥경화학회. 2012.)

'LDL저밀도(나쁜)콜레스테롤이 많다',
'HDL고밀도(좋은)콜레스테롤이 적다',
'중성지방이 많다'라는 3가지 수치로
진단한다.

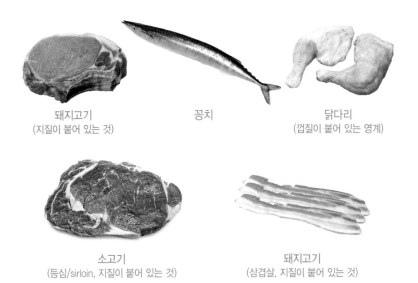

돼지고기
(지질이 붙어 있는 것)

꽁치

닭다리
(껍질이 붙어 있는 영계)

소고기
(등심/sirloin, 지질이 붙어 있는 것)

돼지고기
(삼겹살, 지질이 붙어 있는 것)

많이 들어 있는 식품

 지방은 미용을 위해서도 빠뜨릴 수 없다

식용 지방(지질)에는 참기름 · 콩기름 · 옥수수기름 · 올리브기름 등과 같이 상온에서 액체인 것, 라드(lard, 돼지기름)나 버터처럼 고체인 것이 있다. 이것은 생선이나 고기 등의 동물성 식품이나 곡류 · 콩류 · 유제품 · 계란에도 포함되어 있다. 우리는 별로 의식하지 않더라도 매일의 식사로 많은 지방을 섭취하고 있다.

돈까스덮밥·튀김덮밥·카레 등 기름을 사용하는 요리는 맛있다. 이것은 기름을 쓰면 염분이 부드러워져서 뇌가 행복을 느끼기 때문이라고도 한다. 다만 지방의 과다섭취는 비만을 일으키고, 이상지질혈증(고지질혈증)·동맥경화·당뇨병 등의 생활습관병이 되기 쉬우며, 유방암이나 대장암으로도 이어질 수 있으므로 주의해야 한다.

그런데 지방은 단백질과 함께 인간의 세포막을 만드는 데도 크게 관여하므로 부족하면 피부의 탄력이 없어져 푸석푸석해지거나 머리카락의 윤기도 사라져버린다. 여성은 호르몬 밸런스가 무너지면 생리불순을 초래하기도 한다.

한편 지방은 소화에 시간이 걸리므로 식후에도 한동안은 배부른 느낌을 가질 수 있다. 기름을 사용하는 요리를 너무 많이 먹으면 위가 더부룩한 것도 그 탓이다.

📌 콜레스테롤은 나쁜놈인가

'콜레스테롤'은 지질의 일종이다. '콜레스테롤=나쁜 놈'으로 생각하기 쉽지만, 그것은 오해다. 콜레스테롤은 전신에 있는 세포를 감싸는 막이나, 지방의 소화를 돕는 담즙산의 재료가 된다. 혈관도 세포로 이루어져 있으므로 살아가기 위해서는 꼭 필요한 영양소이다. 음식물로부터도 섭취하지만, 인간은 필요한 콜레스테롤의 약 3분의 2를 체내에서 생성한다.

그런데 'LDL저밀도(나쁜)콜레스테롤'과 'HDL고밀도(좋은)콜레스테롤'이라는 말을 들어 보았을 것이다. LDL은 간에서 혈액에 섞여 전신으로 콜레스테롤이 운반된다. 너무 많이 옮겨지면 혈관 속벽에 붙어버리거나 뇌경색·심근경색의 위험을 높이므로 '나쁜'으로 명명되어버렸다.

반대로 HDL은 몸에 나쁜 영향을 미치는 나머지 콜레스테롤을 혈액에 태워 회수하는 역할을 한다. 그래서 '좋은'으로 이름을 붙였다. 건강검진 등에서는 LDL콜레스테롤수치, HDL콜레스테롤수치, 중성지방수치를 확인할 수 있다. 이것들은 높아도, 낮아도 문제가 되므로 정기적으로 검사를 받는 것이 좋다.

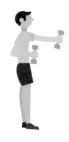

탄수화물(당질)

언제나 불타오르고 있는 열혈 청년. 체육대회에서 움직임이 재빠르다. 다만 비타민 B_1의 도움이 없으면 지방으로 모습을 바꿔버린다.

탄수화물

📌 가장 중요한 에너지원인 탄수화물

3대 영양소인 '단백질', '지방', '탄수화물(당질)'은 모두 에너지원이 된다. 탄수화물은 탄소·산소·수소가 결합된 화합물로, 체내에서 이산화탄소와 물로 분해되어 순식간에 1g당 4kcal의 에너지를 발생시킨다. 피곤할 때나 배가 고플 때 단것을 먹으면 왠지 힘이 솟아나는 것은 탄수화물이 어떤 영양소보다도 재빠르게 에너지를 만들기 때문이다. 탄수화물이라

식이섬유는 칼로리 제로일까?

식이섬유에 칼로리가 전혀 없는 것은 아니다. 수용성 식이섬유는 1g당 2kcal, 불용성 식이섬유는 1kcal 정도의 에너지가 있다.

고 하면 바로 떠오르는 밥이나 빵을 잘 씹으면 단맛이 나는 이유는 당질이 포함되어 있기 때문이다.

당질은 구조에 따라 크게 단당류, 소당류, 다당류로 나뉜다.

단당이란 더 이상 분해되면 당질이 아니게 되는 당질로서는 가장 작은 단위를 말한다.

- 단당류는 일반적으로 단맛이 있고 물에 잘 녹는다. 대표적인 단당은 포도당이다. 인간에게 굉장히 중요한 뇌는 이 포도당을 에너지로 써서 기능한다. 따라서 포도당이 부족하면 기억력 저하, 무기력한 느낌을 받게 된다. '아침을 꼭 먹으라'고 옛날부터 사람들이 말하는 건 '당질을 섭취하지 못하면 머리가 움직이지 않는다'는 뜻이다.
- 소당류는 단당이 2~10개 이어진 것으로, 올리고당이나 요리 등에 사용하는 설탕·맥아당이 여기에 속한다.
- 다당류는 단당이 10개 이상 이어져 있는 것으로, 곡류·감자류·콩류 등 식물성 식품에 많이 들어 있는 전분이 그것이다. 물에 녹지 않고 단맛도 없다.

그밖에 당알코올류도 있는데, 야채·과일·버섯·해조류·와인·청주나 간장·된장 등 발효식품에도 들어 있다.

어쨌든 당질은 스피디하게 에너지로 바뀌지만, 문제가 되는 건 남은 만큼 지방으로 바뀌어서 간이나 지방세포에 축적돼 버리는 것이다. 두뇌 회전도 좋아지고, 피로도 풀리고, 게다가 맛있기까지 하다고 너무 많이 섭취하면 비만을 초래하니까 주의해야 한다.

탄수화물 다이어트는 위험한가

요즘에는 '탄수화물(당질) 오프', '탄수화물 0%', '탄수화물 제한' 등의 말들이 줄줄이 써진 상품이 많이 팔리고 있다. 탄수화물 제한 다이어트라든가 탄수화물 다이어트라는 말도 자주 듣는다.

그런데 탄수화물은 섭취를 제한하면 간에 저장해둔 탄수화물을 쓰게 된다. 그 탄수화물에는 수분이 포함되어 있어서 다이어트 직후에 체중이 줄어드는 것은 체내의 수분량이 줄어드는 것이다. 절대로 체지방이 떨어지고 있는 게 아니다.

탄수화물의 주요 작용을 생각해보면 알 수 있겠지만, 탄수화물이 부족하면 곤란해지는 것은 뇌다. 반드시 불안해지게 된다. 게다가 탄수화물을 섭취하지 않으면 단백질이나 지방의 양이 늘어나거나 영양 밸런스가 무너지게 되고, 식이섬유도

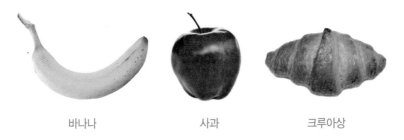

| 바나나 | 사과 | 크루아상 |

부족하게 되어 변비를 일으킨다. 극단적으로 탄수화물을 제한 하거나 전혀 먹지 않으면 여러 가지 지장을 초래한다. 따라서 무모하게 자기 마음대로 탄수화물 다이어트를 하는 것은 그만 두는 게 좋다.

저GI식품이란

'GI(Glycemic Index : 탄수화물지수, 당지수)'란 빵·밥 등의 탄수 화물을 섭취했을 때 혈당치가 오르기 쉬운 정도를 표시한 것 이다. 저GI식품이란 식후 혈당치가 잘 올라가지 않는 음식물 로, 일반적으로 건강에 좋다고 한다.

왜 저GI식품이 건강에 좋은가? 거기에는 '인슐린'이라고 하

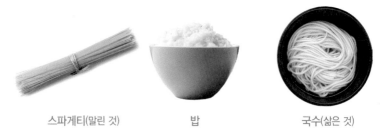

스파게티(말린 것)　　　　　밥　　　　　국수(삶은 것)

는 호르몬이 관여하기 때문이다. 인슐린은 식후에 상승한 혈당치를 낮추는 역할을 하며, 상승이 큰 만큼 분비량도 많아진다.

그러나 인슐린에는 지방을 만들어 지방세포의 분해를 억제하는 기능도 있어서 너무 많이 분비되면 비만의 원인이 된다. 그러므로 당뇨병이나 다이어트 중에는 GI수치가 낮은 음식을 고르는 것이 좋다. 곡류 등은 되도록 정제되지 않은 것을 고르고, 한번에 많이 먹지 말고 횟수를 나눠서 소량씩 먹는 등 혈당치가 잘 올라가지 않도록 먹는 방법에도 유의해야 한다.

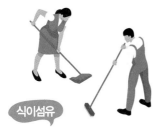

식이섬유

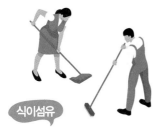

식이섬유

수용성 식이섬유와 불용성 식이섬유가
함께 작용하여 창자 속을 청소를 해준다.

식이섬유는 창자 속 환경을 정비하고, 혈당치 상승도 억제한다. "변비해소에는 식이섬유!"라는 말이 있다. 우엉을 씹으면 입 안에 남는 게 있는데, 그것이 '식이섬유'다. '섬유'라고 하니까 가느다란 실처럼 생긴 것을 상상할 수 있다. 실 모양이 아니라 벌집 모양, 수세미 모양도 있다. 어쨌든 표면에 많은 구멍이 있는 다공질 모양을 하고 있다.

그런데 식이섬유는 왜 변비에 효과가 좋을까? 식이섬유는 '장(창자)의 청소 담당'이라고 생각하면 된다. 사람이 먹은 음식 이 소화관을 통과하는 시간은 개인차가 있지만, 대략 24~72시간이다. 그 대부분은 대장으로 이동한다. 소화관 내에서 다량의 소화액이 분비되고 있지만, 그 수분을 다공질인 식이섬 유가 흡수하여 팽창시킴으로써 변을 부드럽게 만들어 많은 양의 배변으로 이어지게 한다. 식이섬유는 체내의 소화효소로 소화되기 어려워 그대로 배출되는 성분이다. 소화되지 않고 대장으로 운반되어 거기에서 중요한 생리기능을 담당하고 있는 것이 최근 밝혀졌다.

변비의 예방·개선은 창자 속(장내) 환경을 정리한다는 뜻이다. 그밖에도 식이섬유에는 혈당치의 급격한 상승을 막는 기능, 콜레스테롤의 흡수를 억제하는 기능도 있다.

📌 수용성과 불용성

식이섬유는 여러 종류가 있으며 각각 역할이 다르다. 크게 나누면 '수용성 식이섬유(물에 녹는 식이섬유)'와 '불용성 식이섬유(물에 녹는 않는 식이섬유)'의 2종이 있다. 어떤 식이섬유인지에 따라 효능이 다르므로 균형 있는 섭취가 중요하다.

'수용성 식이섬유'는 끈적끈적 미끈미끈한 점성과 수분유지력이 강하다. 과일이나 채소에 많이 들어 있는 펙틴(pectin), 다시마나 미역 등 해조류에 많이 들어 있는 알긴산(alginic acid), 곤약의 글루코만난(glucomannan), 보리의 베타글루칸(β-glucan) 등이 수용성이다.

창자에 쓰레기가 쌓이면 발효되어 독소를 만들므로 피부가 거칠어지거나 병의 원인이 될 수 있다. 이런 쓰레기를 수용성 식이섬유가 끈적끈적한 것으로 감싸서 밖으로 배출한다. 음식물이 수용성으로 감싸지면 창자 속을 통과하는 스피드가 느려진다. 당질의 소화·흡수속도가 늦어지고, 갑작스러운 혈당치 상승을 억제해주기 때문에 다이어트에도 좋다. 게다가 콜레스테롤 등 여분의 지질을 흡착해서 배출하거나 창자 속의 점막을 지켜서 좋은 균을 늘리는 효과도 있다.

한편 '불용성 식이섬유'는 콩이나 우엉 등에 들어 있는 셀룰로오스(cellulose)·헤미셀룰로오스(hemicellulose) 등이다. 무엇보다 물에 녹기 어려우므로 위나 창자에서 수분을 흡수해서 팽창하여 창자를 자극해서 변통을 촉진시킨다. 고구마를 먹으면 방구가 나오는 것도 불용성 식이섬유의 효과라고 할 수 있다.

불용성인 음식은 우엉 등 섬유질이 강한 음식이 대부분이므로 잘 씹어야 한다. 그것이 과식을 방지하고 포만감을 갖게 하는 것으로도 이어진다.

 ## 식이섬유가 부족하면

옛날부터 '쾌식·쾌면·쾌변(快食·快眠·快便)'이라고 한다.

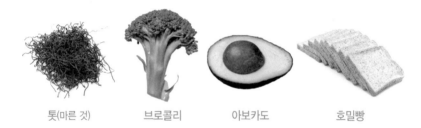

톳(마른 것)　　　브로콜리　　　아보카도　　　호밀빵

많이 들어 있는 식품

식이섬유가 부족하면 쾌변이 안 나온다. 창자 속에 남은 쓰레기를 빨리 체외로부터 배출시키는 것은 굉장히 중요한 일이다. 그렇게 하지 않으면 생활습관병이나 암이 될 위험이 높아진다.

　1일 1회씩 바나나나 소시지 같은 변이 2개 정도 나오는 것이 쾌변이다. 배변이 3일 이상 없으면 변비라고 할 수 있다. 변비가 있는 사람은 동글동글하거나 작고 뚝뚝 끊어지는 변이 많다. 그런 사람이야말로 식이섬유와 물을 충분히 섭취해야 한다.

　변이 무른 사람은 지방분의 과다섭취에 주의해야 한다. 설사는 폭식·폭음이나 다른 원인으로도 일어난다.

　한편 변의 색은 대장통과시간에 따라 다음과 같이 달라진다.

- 짧을수록 황금색에 가깝다.
- 갈색까지는 건강한 변이다.
- 흑색이나 적색이면 무조건 병원에 가야 한다!

창자 속 환경이 정리되어 있는지 그렇지 않은지 알 수 있는 변체크는 중요하다.

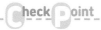

건강한 변 체크표

변은 건강상태를 나타내는 바로미터. 이상적인 변은 황색~오렌지색. 바나나 모양 혹은 말랑말랑한 반죽상태를 건강한 변이라고 할 수 있다.

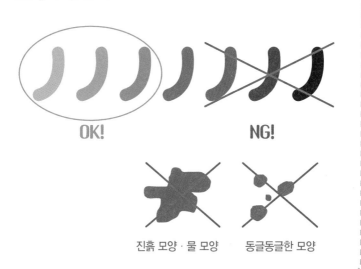

OK!   NG!

진흙 모양 · 물 모양   동글동글한 모양

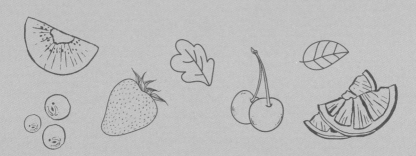

음식물로부터 영양소를 흡수하여 에너지로 바꾸거나,
몸을 만드는 재료로 만들 때에는 비타민의 역할이
필수적이다.
매일의 식사로 비타민을 균형 있게 섭취하는 것이
중요하다.

2장

비타민

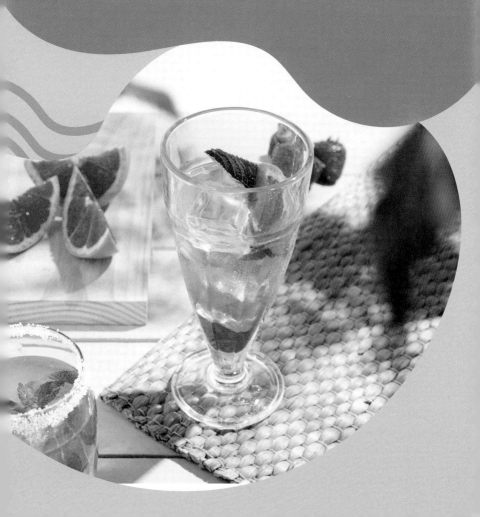

비타민은 소량이라도 없으면 큰일이 난다

'비타민'은 단백질·지방·탄수화물(당질)·미네랄과 함께 5대 영양소 중 하나이다.

영양소로서 꼭 필요한 비타민의 종류는 13종인데, 크게 2그룹으로 나눠진다. 하나는 기름에서 잘 녹는 '지용성 비타민'으로 열에 강하다. 비타민 A, D, E, K의 4종이다. 이것들은 과다섭취하면 간 등에 축적되어 과잉증을 일으킬 수도 있으므로 주의해야 한다.

다른 하나는 물에 잘 녹는 '수용성 비타민'으로, 열에 약하다. 비타민B군과 비타민C로 9종이 있다. 이것들은 많이 섭취해도 몸안에 저장할 수 없어서 필요분 이외에는 그때마다 배설되어버린다.

Check Point

미량영양소란

3대영양소와 비교하면 적은 섭취량으로 채워지는 영양소이다. 유기화합물의 미량영양소가 비타민이고, 무기화합물을 미네랄이라고 한다.

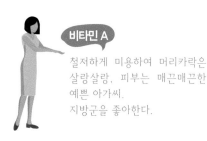

비타민 A

 비타민 A는 피부나 눈 건강에 필수

‘비타민 A’라고 하면 장어를 연상할 것이다. 옛부터 ‘장어를 먹으면 힘이 난다’는 말이 있을 정도로 영양이 풍부한 생선이지만, 특히 비타민 A가 많이 들어 있다.

비타민 A는 코·목·허파 등의 점막을 만드는 재료가 되어 바이러스 침입을 막는다. 따라서 면역력향상, 감기예방, 암예방으로 이어진다.

항상 새로운 것으로 대체되는 피부·머리카락·손톱 등의 세포를 활성화시키는 것도 비타민 A이다. 따라서 ‘아름다운 피부’를 유지하기 위해서는 필수불가결하다.

한편 비타민 A는 ‘눈의 비타민’이라고 불릴 만큼 눈의 기능에 큰 영향을 미친다. 망막에서 빛을 느끼는 물질인 로돕신

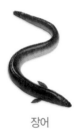

장어

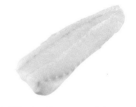

은대구(농어목 은대구과의 바닷물고기)

(rhodopsin)을 만들고 있기 때문이다. 로돕신은 레티날(retinal)과 단백질로 이루어져 있는데, 레티날은 레티놀(비타민A)로 만들어진 물질이다. 비타민A가 부족하여 로돕신이 감소하면 어두운 곳에서도 눈이 잘 안 보이는 야맹증(밤소경이라고도 한다)을 일으킨다.

그런데 비타민A에는 동물성 식품에 많이 들어 있는 '레티놀(retinol)'과 체내에서 필요에 따라 비타민A로 바뀌는 '베타카로틴'이 있다. 베타카로틴 같은 물질은 프로비타민 A라고 불리는 알파카로틴(α-carotene), 크립토키산틴(cryptoxanthine) 등의 카로티노이드(carotenoid)이다. 녹황색 야채에 많이 들어 있다.

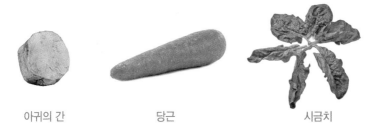

아귀의 간　　　　　당근　　　　　시금치

📌 비타민A는 기름과 함께 요리하면 흡수력을 높인다

비타민에는 물에 잘 녹는 '수용성 비타민'과 물에 녹지 않고 기름에 잘 녹는 '지용성 비타민'이 있다. 비타민A는 비타민D, E, K와 마찬가지로 지용성이다. 그리고 비타민A에는 레티놀과 베타카로틴이 들어 있다.

'레티놀'은 고기나 생선 같은 동물성 식품, 특히 간(간장)이나 간유(간기름)에 많이 들어 있다. 한편 '베타카로틴'은 녹황색 야채인 시금치 · 멜로키아(Melokhia) · 호박 · 당근 등에 많이 들어 있다. 비타민A를 효율적으로 섭취하기 위해서는 유지(油脂 ; 동물 또는 식물에서 채취한 기름)와 함께 섭취하는 게 좋다. 흡수력이 높아지기 때문이다.

가열한다면 기름에 볶는 것이 좋다. 생으로 먹는다면 드레싱이나 마요네즈 등 기름이 들어 있는 조미료를 더할 것을 추

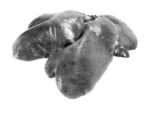
돼지 간

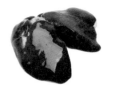
닭의 간

천한다. 참깨나 아몬드 등의 견과류를 섞어도 좋다. 또한 베타
카로틴이 많은 당근을 채썰어서 참기름 혹은 샐러드유로 볶아
먹는 것도 좋다. 참치나 계란을 더해도 좋다.

기름을 바른 장어소스 구이도 그렇지만 비타민A가 풍부한
것은 간 부분이다. 간 꼬치구이나 장어의 간을 끓인 국을 같이
먹으면 영양 만점이다!

📌 비타민A를 너무 많이 섭취하면

'임산부는 장어를 먹으면 안 된다'는 얘기를 들어본 적이 있
는지? 결론부터 먼저 말하면 '그렇지 않다'이다. 다만 너무 많
이 먹는 것은 금물이다. 복날 마음껏 먹은 정도로는 전혀 문제

되지 않는다.

왜 이런 헛소문이 돌까? 지용성인 비타민A는 90%가 간에 저장되므로 체외로 배출되기 어렵고, 특히 동물성 식품에 들어 있는 레티놀은 세포의 발생이나 분화에 관여하는 물질이기 때문이다. 임신 초기에 과다섭취하면 기형·선천이상 등을 가진 태아가 태어날 가능성이 높다고 한다. 하지만 보통 먹는 음식 정도라면 전혀 문제가 없다.

식품보다도 주의해야 할 것이 영양제이다. 소량으로도 영양 보충이 가능하므로 인기가 많은 영양제지만, 비타민A를 과다섭취하면 구토·두통·뼈장애·간에 나쁜 영향 등을 줄 수도 있으므로 제대로 성분을 확인해야 한다.

베타카로틴은 비타민A가 아니라, 비타민A가 적을 때만 체내에서 비타민A로 바뀌는 훌륭한 물질이라는 점에서 과다섭취에 대한 걱정은 없다. 녹황색야채를 매일의 식사에 점점 추가하기 바란다.

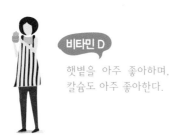

비타민 D

햇볕을 아주 좋아하며,
칼슘도 아주 좋아한다.

비타민D

 ## 뼈를 강하게 하는 비타민D

'비타민D'는 비타민A · E · K와 마찬가지로 '지용성 비타민'에 속한다. 식품으로부터 섭취하는 비타민D에는 버섯류에 들어 있는 비타민D_2와 어류 · 계란 등의 동물성 식품에 들어 있는 비타민D_3가 있다. 원래 비타민D에는 D_2~D_7의 6종이 있지만, 사람에게 중요한 비타민D는 D_2와 D_3이다.

한편 비타민D는 햇볕을 쪼이면 만들어지는 희귀한 비타민이기도 하다. 비타민D는 뼈의 재료가 되는 칼슘의 역할을 도와준다. 음식물에서 칼슘이 흡수되기 쉽도록 돕거나 뼈나 치아에 도달하게 한다. 근육을 움직이거나 정상적으로 심장을 움직이게 하기 위해 일하는 칼슘은 항상 혈액을 타고 몸속을 돌고 있다. 이때 혈액에 칼슘이 적어지면 비타민D가 뼈에 있는 칼슘을 녹여 혈액으로 전달한다.

그러므로 비타민D가 부족하면 뼈의 성장에 큰 영향을 미쳐 등이나 다리뼈가 휘거나, X다리·O다리가 되거나, 골다공증이나 충치에 걸리기 쉬워진다. 임산부는 자신의 칼슘을 아기에게 주기 때문에 부족해지기 쉬우므로 의식적으로 섭취해야 한다. 효율적으로 섭취하고 싶다면 비타민D를 많이 함유하고 있는 식품과 칼슘을 많이 함유하고 있는 식품을 같이 먹어야 한다. 또한 지용성이므로 기름으로 조리해야 한다. 양질의 오일을 더한 생선카르파쵸(carpaccio)로 만드는 것도 좋다.

비타민D는 햇볕으로도 합성된다

비타민D는 식품으로부터 섭취할 수 있지만, 체내에서 만들어낼 수도 있다. 어떻게 가능하냐고? 그것은 햇볕을 직접 쪼이

뼈의 개수

갓태어난 아기의 뼈는 약 305개이다. 뼈는 매일 끊임없이 변화한다. 성장함에 따라 떨어져 있던 뼈가 붙는 경우도 있어서 성인의 뼈는 200~206개이다.

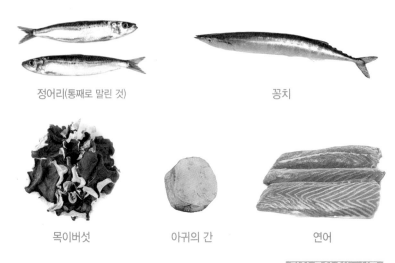

정어리(통째로 말린 것)

꽁치

목이버섯

아귀의 간

연어

많이 들어 있는 식품

는 것이다.

요즘에는 밖에서 건강하게 뛰어노는 아이들을 찾아보기 어려워졌다. 놀이터가 줄어든 탓도 있지만, 게임 등으로 실내에서 지낼 일이 많아졌기 때문이다. 게다가 젊은 여성들은 자외선을 극도로 꺼린다. 계속해서 쪼여서 좋을 건 없지만 하루에 10~20분 정도 산책하거나, 햇볕을 쪼이는 건 필요하다.

비타민D는 꽃가루 알레르기에도 효과적

비타민D는 뼈나 치아를 강하게 할 뿐 아니라 다른 효능도 많다. 이른봄 꽃가루알레르기·콧물·코막힘·재채기·눈가려움 등으로 괴로워하는 사람에게 비타민D가 효과가 좋다는 보고가 있다. 햇볕을 많이 쪼이는 사람은 그만큼 비타민D의 혈중농도가 높으므로 꽃가루알레르기가 적다.

또한 비타민D는 면역력을 강화시킬 뿐만 아니라 감기예방이나 암예방에도 좋다. 게다가 혈중비타민D의 농도가 높은 사람은 낮은 사람에 비해 당뇨병증세가 나타날 위험성도 적다는 보고도 있다.

그런데 체내에 비타민D가 필요 이상으로 많아지면 혈관·심장·허파 등에 칼슘이 쌓여 콩팥에 트러블이 일어나기 쉽다. 따라서 영양제로 보충할 때에는 양이 많아지지 않도록 주의해야 한다.

Check Point

비타민D를 과다섭취하면

영양제 등으로 다량의 비타민D를 장기간 섭취하면 고칼슘혈증·콩팥기능장애·연부조직(관절이나 힘줄 등)의 석회화 등이 일어난다. 유아가 비타민D를 과다섭취하면 성장이 늦어질 수도 있다.

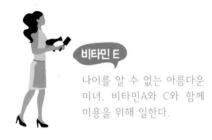

비타민 E

나이를 알 수 없는 아름다운
미녀. 비타민A와 C와 함께
미용을 위해 일한다.

활성산소로부터 아름다움과 건강을 지킨다

'비타민E'는 '젊음을 되돌려주는 비타민', '노화방지(anti-aging)비타민'이라고들 한다. 노화의 원인은 '활성산소'이다. 말 그대로 보면 '활발한 산소', 즉 '산화시키는 힘이 강한 물질'이 활성산소이다. 이 활성산소가 세포를 공격하면 세포막의 지질을 산화시켜 과산화지질을 만들므로 장기나 피부 등이 노화하는 원인이 된다. 나이가 들수록 혈중과산화지질의 양은 증가한다. 과산화지질은 콩팥에서 배출되지 않고 체내에 축적되기 때문에 주의해야 한다.

'산화'라는 말이 잘 와닿지 않는다면 '철제대문의 녹'을 상상해보면 된다. 그 녹도 산화에 의해 생기기 때문이다. 반짝반짝거리는 황금이라도 산화되면 너덜너덜 더러워져버린다. 인

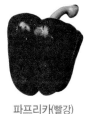

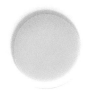

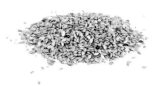

파프리카(빨강)   해바라기기름   참깨

간의 몸도 산화되어 녹슬어버리면 얼룩이나 주름처럼 눈에 보이는 노화뿐만 아니라 몸의 안쪽·내장의 노화로도 이어진다. 혈관이 녹슬어버리면 혈액의 흐름이 나빠져서 두통·어깨결림 등을 일으킬 뿐만 아니라 동맥경화의 원인이 되기도 한다.

이 경우에 비타민E가 필요하다. 비타민E는 '지용성 비타민'으로 세포막에 존재하고, 활성산소의 공격으로부터 세포막을 지키는 작용을 한다. 하지만 체내에서는 생성되지 않으므로 식품으로 섭취해야 한다.

 ## 여성에게 중요한 비타민E

비타민E는 활성산소 작용을 억제하여 노화를 늦춰주고, 잘

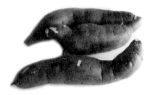
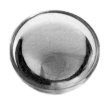

아몬드　　　　　　고구마　　　　　　올리브기름

녹슬지 않는 몸으로 만든다. 특히 여성에게는 탁월한 효능이 많다.

우선 비타민E는 여성호르몬 생성을 도와 생식기능을 보호한다. 생리불순이나 생리통의 개선, 불임에도 효과가 있다.

언제까지나 젊게 보여 실제 나이보다 마이너스 5살, 아니 10살도 가능하게 해주는 것이 비타민E의 항산화작용이다. 비타민E는 세포의 산화를 막아주므로 피부의 대사를 촉진하고 주름도 예방해 준다. 머리카락의 건조도 막아주고, 피부도 윤기가 살아나게 한다.

비타민E에는 혈행을 좋게 해주는 기능도 있어서 혈액이 손끝까지 돌게 하므로 냉증 개선으로도 이어진다. 따라서 냉증이 있는 여성에게 도움이 된다. 젊었을 때부터 비타민E를 섭취하면 좋은 일들이 가득할 것이다.

비타민 E는 기름과 함께 섭취하면 흡수력을 높여준다

비타민 E는 비타민 A · D · K와 마찬가지로 '지용성 비타민'이므로 기름과 함께 섭취하면 흡수력이 높아진다. 열이나 산에 강하고, 볶아도 성분은 손실되지 않는다. 마찬가지로 항산화작용이 높은 비타민 A나 C와 함께 섭취하는 것도 좋은 방법이다.

'비타민 E를 가볍게 섭취해볼까!'라고 생각한다면 아몬드(almond)를 추천한다. 가지고 다닐 수 있으니까 간식 대신 먹어도 좋다. 되도록이면 염분이 적게 들어간 아몬드를 고르자. 올리브오일도 좋다. 샐러드나 생선요리 등에 살짝 뿌려도 된다. 이것도 되도록이면 품질이 좋은 엑스트라버진(extra virgin) 올리브오일이 좋다.

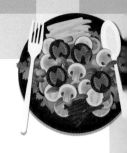

몸에 좋은 식품조합

항산화력이 높은 비타민E는 조합에 따라 좀 더 효과를 높일 수 있다. 다음은 맛있고 몸에도 좋은 조합이다.

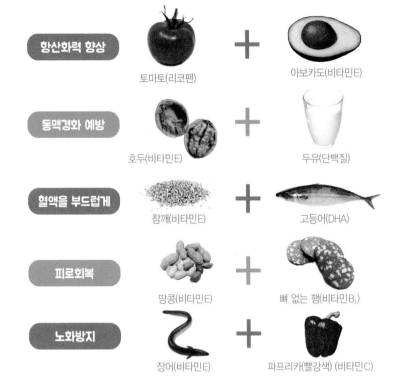

항산화력 향상
토마토(리코펜) + 아보카도(비타민E)

동맥경화 예방
호두(비타민E) + 두유(단백질)

혈액을 부드럽게
참깨(비타민E) + 고등어(DHA)

피로회복
땅콩(비타민E) + 뼈 없는 햄(비타민B₁)

노화방지
장어(비타민E) + 파프리카(빨강색) (비타민C)

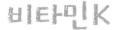

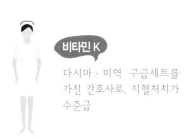

비타민 K

다시마 · 미역 구급세트를
가진 간호사로, 지혈처치가
수준급

 혈액을 응고시키고 뼈를 튼튼하게 한다

'비타민K'는 '혈액'과 '뼈'에 필수불가결한 비타민이다.

비타민K는 출혈이 있을 때 혈액을 굳혀서 지혈시키는 인자를 활성화시켜 피를 멈추게 하는 작용을 하기 때문에 '지혈비타민'이라고도 한다. 비타민K가 부족하면 출혈이 잘 멈추지 않거나 코피가 나기 쉽다.

또한 비타민K는 뼈의 단백질을 활성화시켜 뼈의 재료가 되는 칼슘을 제대로 취하게 하는 데 도움을 준다. 부족하면 기껏 음식물로 흡수된 칼슘이 뼈에서 혈액으로 나와 녹아버린다. 또한 부족하면 충치가 생기기 쉬워지거나 골절이 되기 쉬워지고, 골다공증이 되기도 한다.

비타민K는 식품으로 섭취하는 것 외에 창자 속의 세균에

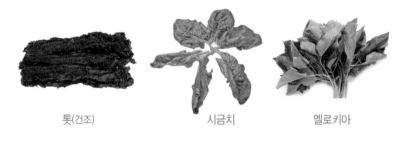

톳(건조)　　　　　시금치　　　　　멜로키아

의해서도 합성되므로 크게 걱정하지 않아도 된다. 하지만 비타민K는 태반을 통과하기 어렵고, 모유 중의 함유량도 적다. 뿐만 아니라 유아는 창자 속의 세균이 적기 때문에 비타민K가 생성되기 어려우므로, 신생아에게는 비타민K의 경구 투여가 필요하다.

　음식으로 보면 멜로키아(Melokhia)·청경채·시금치 등 푸른채소에 많이 함유되어 있다. 톳·다시마·미역 등의 해조류나 발효식품, 고기나 유제품 등에도 많다. 비타민A·D·E와 마찬가지로 '지용성 비타민'이므로 기름과 함께 섭취하면 좋다. 창자 속 세균으로 합성되므로 창자 속의 환경을 정리해두는 것도 중요하다. 식사로 너무 많이 섭취하는 경우는 없지만, 영양제 등으로 과다섭취하면 빈혈이나 혈압저하가 일어날 수도 있으므로 주의해야 한다.

서로 도우며 일한다

비타민A를 비타민A군, 비타민C를 비타민C군이라고 하지 않는데, '비타민B군'이라고 하니까 하나가 아닌 느낌이 들 수 있다. 그런데 비타민B군에는 티아민(B_1), 리보플래빈(B_2), 나이아신(B_3, 니코틴산), 피리독신(B_6), 코발라민(B_{12}), 판토텐산(pantothenic acid), 바이오틴, 엽산의 8종이 있다.

비타민 B_1을 아버지, 비타민 B_2를 어머니, 그리고 3남3녀의 복작복작한 8인 가족이라고 생각하면 이해하기 쉬울 것이다.

비타민B군은 인간이 살아가기 위해 빠뜨릴 수 없는 에너지를 만드는 영양소들이지만, 한 가지만으로는 효과를 발휘하기 어렵다. 전체가 서로 도와가며 일해야 한다. 그렇기 때문에 비타민B군은 함께 섭취하는 것이 바람직하다.

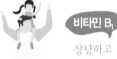

비타민 B₁

상냥하고 친근한 아빠.
없어지면 다들 기분이
불안정해진다. 피로회복
을 돕는다.

비타민 B₁

 비타민 B₁은 당질을 대사하고, 피로회복 기능이 있다

한 가족의 기둥인 '비타민 B₁(thiamin)'의 역할은 우선 피로를 회복시키는 데 있다. 인체는 운동을 하면 젖산이 쌓여 피로함을 느끼는 구조로 되어 있는데, 비타민 B₁은 그 젖산을 분해해서 에너지로 바꿀 때 도움을 준다. 피곤하거나 노곤하다고 생각될 때에는 비타민 B₁ 부족인 경우도 많다.

그리고 또 한 가지 비타민 B₁의 중요한 역할은 탄수화물(당질)의 대사다. 탄수화물을 에너지로 바꾸려면 엄청 바쁘게 움직여야 한다. 탄수화물은 제대로 에너지로 바뀌지 않으면 지방으로 변해버린다.

또한 비타민 B₁은 탄수화물만을 에너지원으로 하고 있는 뇌에도 많은 영향을 미친다. 머리를 쓸 때에는 탄수화물이 필요하다는 말은 비타민B₁도 절대적으로 필요하다는 뜻이다. 머리 회전을 좋게 하기 위해서도 중요한 영양소가 비타민B₁이다.

비타민B₁이 많이 들어 있는 식재로는 돼지고기인데, 특히 안심이 가장 많고, 등심→삼겹살 순이다. 장어소스구이에도 많다. 에너지를 보급하고 싶을 때 자연스럽게 비타민B₁이 포함된 음식을 몸이 찾을지도 모른다. 우리는 밥이 주식이지만, 대부분의 사람은 비타민B₁이 풍부한 쌀겨를 제거한 정백미를 먹고 있다. 정백미는 너무 많이 씻어내지 말고, 때로는 배아미나 현미 · 보리밥 식사를 추천한다.

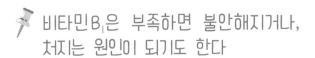

비타민B₁은 부족하면 불안해지거나, 처지는 원인이 되기도 한다

비타민B₁은 탄수화물(당질)대사에 관여하므로 부족하면 탄수화물이 제대로 에너지로 변환되지 않기 때문에 불안해지거나, 스트레스를 받거나, 식욕부진, 쉽게 피로해지기도 한다.

더욱이 부족하면 각기(beriberi)가 되어 심장기능이 저하되고, 다리가 붓거나 신경장애가 일어나 다리가 저릴 수도 있다.

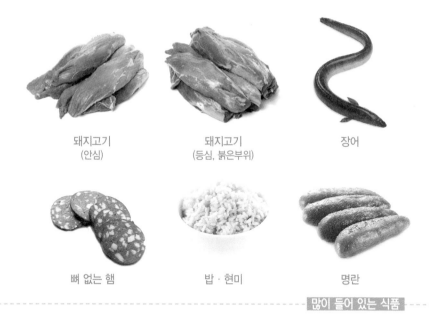

돼지고기
(안심)

돼지고기
(등심, 붉은부위)

장어

뼈 없는 햄

밥 · 현미

명란

심하면 죽음에 이르게 되기도 하는 무서운 병이다.

현대에는 적다고는 하지만 인스턴트식품이나 외식이 늘어 비타민B_1 부족에 의한 각기는 보고되고 있다. 비타민B_1 부족으로 인한 병 중에는 베르니케(Wernicke)뇌증이 있다. 이것은 안구운동 마비, 보행운동 실조, 의식장애 등을 동반하는 병이다.

비타민B_1은 체내에 거의 저장되지 않으므로 과다섭취로 몸에 해가 될 걱정은 하지 않아도 된다. 다른 비타민과 마찬가지로 영양제 등으로 과다섭취를 계속하면 두통 · 불안 · 가려움 등의 부작용이 있을 수 있다.

📌 단 것이나 술을 좋아하는 사람은 적극적으로 비타민B₁을 섭취하자

비타민 B_1은 탄수화물(당질)을 에너지로 바꾸는 기능이 있다. 단과자·당질을 함유한 청량음료·백미나 빵 등을 아주 좋아하는 사람은 특히 주의해야 한다. 이런 것들을 많이 먹으면 비타민 B_1의 필요량도 많아지기 때문이다. 이것이 부족해지면 탄수화물을 에너지로 바꾸는 일에만 사용되므로 피로회복을 위한 분량이 사라져버리게 될 것이다. 불안해서 무심코 다시 단것을 먹고 싶어지게 되므로 악순환이 된다. 게다가 비타민 B_1은 알코올대사에도 필요한 영양소이므로 술을 좋아하는 사람도 적극적으로 섭취해야 한다. 간기능을 활발하게 해서 아세트알데히드를 빨리 배출시키므로 숙취해소에도 효과적이다.

비타민 B_1은 물에 잘 녹고 알칼리로 분해되는 성질을 가지고 있으므로 효율적으로 섭취하기 위해서는 조리나 가공 시에 끓인 국물이나 삶은 국물에 성분이 녹아나므로 된장찌개나 수프로 하거나, 볶음이 좋다. 기름에는 비타민 B_1 소비를 절약하는 기능이 있으므로 기름요리를 추천한다. 게다가 마늘과 함께 조리하면 비타민 B_1의 피로회복기능이 오래 간다. 돼지고기를 마늘·배추김치 등과 함께 볶아 먹으면 어떨까.

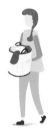

비타민 B₂

 ## 탄수화물 대사를 촉진하는 다이어트 도우미

비타민 B_1이 한 가정의 기둥이라면, '비타민 B_2'는 가족 전원의 성장을 상냥하게 지켜봐주는 엄마라고 할 수 있다. '발육비타민'이라고도 불릴 만큼 전신세포의 재생과 성장을 촉진하는 역할을 한다. 손톱이나 머리카락이 자라는 것도 그렇고, 아이가 어른으로 성장해가는 것도 비타민 B_2 덕분이다.

비타민 B_2는 3대 영양소인 탄수화물(당질)·단백질·지방의 대사를 촉진해서 에너지로 바꾸는 역할을 한다. 그중에서도 지방대사에 꼭 필요하다고 한다. 살찌는 것을 막으려면 지방을 몸에 저장해두지 않아야 하기 때문이다. 비타민 B_2는 그 지방을 연소시켜준다. 게다가 비타민 B_2는 호르몬을 생성하는 갑상샘기능의 활성 유지에도 관련이 있어서, 부족하면 호르몬

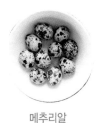
메추리알

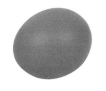
계란

밸런스가 무너져서 신진대사가 무너진다. 냉증·변비·부종 등을 초래하여 마르기 어려운 체질이 된다고 한다. 그렇기 때문에 비타민B_2는 '다이어트의 강력한 도우미'라고 할 수 있다.

비타민B_2는 다이어트 효과뿐만 아니라 효소와 함께 작용하므로 동맥경화 등 과산화지질증가로 인하여 발생하는 생활습관병의 예방에도 효과가 좋다. 이상지질혈증(고지질혈증) 등을 일으키는 끈적끈적한 혈액을 살랑살랑하게 바꿔주는 것도 비타민B_2다. 또한 지질대사뿐 아니라 탄수화물대사도 촉진하는 작용도 있어서 당뇨병의 개선이나 예방에도 도움이 된다.

 ## 비타민B_2는 청결한 피부유지에 도움이 된다

비타민B_2는 세포의 재생에도 관여하고, 피부나 점막의 건강유지에도 도움을 준다.

피부에 관한 말로 '턴오버(turn over ; 진피층에서 만들어진 세포가 각질층까지 올라가 죽은 세포가 되어 떨어져 나가는 과정)'라는 말이 있다. 간단히 말하면 피부가 새로 태어난다는 뜻이다. 예를 들어 어떤 원인으로 피부에 상처가 나더라도 시간이 좀 지나면 딱지가 생기고, 시간이 좀 더 지나면 그 딱지가 떨어져서 원래 피부로 돌아가는 것을 뜻한다. 턴오버의 주기는 신체부위에 따라 또는 나이에 따라서 달라지지만, 이 주기를 되도록이면 정상적으로 유지하여야 모두가 부러워하는 아름다운 피부로 이어질 수 있다.

비타민B$_2$가 부족하면 턴오버의 주기가 무너져 여드름이나 뽀루지가 생기기 쉽고, 피부염·구내염·피부가려움증 등이 생기기도 한다. 구내염 이외에도 입 가장자리가 부어서 찢어져버리는 구각염이나 입술이 붓는 구순염 등의 원인도 된다. 입 주변은 피부나 점막은 신진대사가 빠르기 때문에 영향이 나타나기 쉽다.

비타민B$_2$는 체내에 저장되지 않으므로 매일 꾸준히 섭취해야 한다. 남는 것은 소변으로 배출되므로 과다섭취하더라도 큰 문제는 없다.

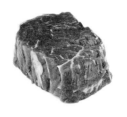
소 안심스테이크

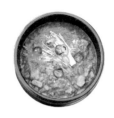
청국장

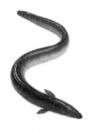
장어

 ## 비타민B₂를 제대로 섭취하는 방법

튀김이나 돈까스 등 튀긴음식이나 기름진 요리를 좋아하는 사람은 그런 음식을 별로 먹지 않는 사람보다도 비타민B₂를 더 많이 필요로 하므로 부족해지기 쉽다.

한편 비타민B₂는 알코올과 함께 섭취하면 효과가 떨어진다. 알코올에 지방분해를 막는 기능이 있어서 많은 비타민B₂를 소비하기 때문이다. 술을 마실 때에도 비타민B₂가 많이 함유된 식품을 안주로 하는 것이 좋다.

비타민B₂가 많이 함유된 식품은 간·장어·고등어 등 동물성 식품이나 계란·버섯류 등이다. 수용성 비타민이므로 씻지 말고 그대로 마시거나 먹을 수 있는 우유·치즈·아몬드 등의

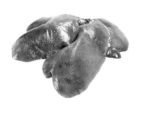
돼지 간

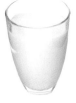
저지방우유

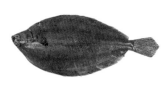
가자미

견과류가 가볍게 먹기 좋아 추천한다. 술안주로도 딱이다. 요리할 할 때에는 버섯호일구이라든가 수프 등으로 국물이 빠져 나가지 않게 하는 연구가 필요하다.

열에는 비교적 강하므로 일반적인 조리법이라면 비교적 손실이 적다. 다만 빛에 약하여 닿으면 산화되어버리므로 보관할 때에는 직사광선이 닿는 곳은 피해야 한다.

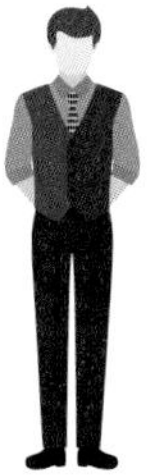

나이아신

파티를 좋아하는 건강한 장남. 3대 영양소를 모두 의지하고 있다.

나이아신

애주가들이 반기는 비타민B_3

비타민B_1과 비타민B_2가 인체에는 아버지와 어머니같은 역할을 한다면, '나이아신(niacin, 비타민B_3)'은 술을 좋아하는 아들들에게 꼭 필요하다. 왜냐하면 나이아신은 술에 포함된 알코올성분의 분해가 주임무이기 때문이다. 과음해서 숙취가 생길 때에도 나이아신을 섭취하면 고통을 완화시켜준다. 체내에 나이아신이 부족하면 동생인 비타민B_6를 불러 도움을 받아야 한다.

또한 나이아신은 3대영양소인 탄수화물(당질) · 지방 · 단백질을 에너지로 바꿀 때나, 생선이나 고기에 함유된 단백질이 근육이나 피부 등 세포가 될 때에도 도움을 준다.

나이아신은 식품으로 섭취할 수 있으며, 체내에서도 필수아

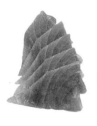

가다랑어
(봄에 수확한 것)

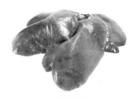

돼지 간

닭가슴살
(껍질 벗긴 영계)

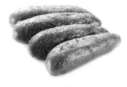

명란

많이 들어 있는 식품

미노산의 일종인 트립토판(tryptophan)에서도 만들 수 있다. 결핍증은 거의 나타나지 않지만, 단백질이나 비타민을 섭취하지 않는 애주가는 펠라그라(pellagra)라고 하는 피부염에 걸리기도 한다. 위장점막도 영향을 받아 위하수 등도 일으키기 쉽다.

나이아신은 수용성으로 열·빛·산·알칼리 등에는 비교적 강하고, 조리나 보존 중에도 잘 손상되지 않는다. 다만 뜨거운 탕에는 굉장히 녹기 쉽다. 나이아신이 많이 들어 있는 식재료는 닭고기 등의 육류, 간이나 가다랑어·명란·방어 등이다. 의외일지도 모르겠지만 커피나 홍차에도 많이 들어 있다. 술자리에서는 나이아신이 듬뿍 들어 있는 땅콩을 같이 먹도록 하자.

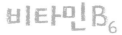

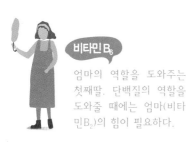

비타민 B₆

 육식을 즐기는 사람에게 필요한 비타민B₆

'비타민B₆'는 단백질을 에너지로 바꾸거나, 근육·혈액 등을 만들 때 도와주는 역할을 한다. 비타민B₆는 단백질이 체내에서 낭비되지 않도록 아미노산으로 분해하고, 거기서 다른 아미노산을 합성하거나, 신경전달물질 등을 합성하는 반응에 관여하고 있다. 약간 마마걸(mama girl) 경향이 있어서 엄마(=비타민B₂)가 없으면 제대로 활동하지 못한다.

닭튀김이나 햄버거 등을 좋아하는 육식파, 단백질을 많이 섭취하는 사람, 임산부 등은 부족하지 않도록 주의해야 한다.

비타민B₆는 원래 피부염을 예방하는 일로부터 발견된 비타민이다. 창자 속 세균에 의해 일부 체내에서 합성할 수도 있어 결핍증은 거의 일어나지 않는다. 부족하면 피부가 거칠어지거

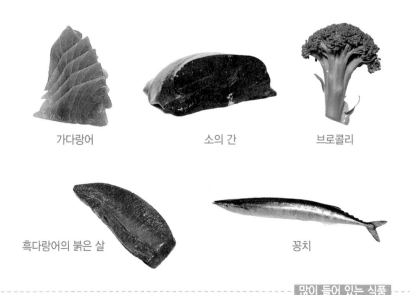

가다랑어   소의 간   브로콜리

흑다랑어의 붉은 살   꽁치

나 구내염 등 피부트러블을 일으킨다. 또한 아미노산으로부터 뇌 속의 호르몬이 합성될 때에도 비타민 B_6는 필요하므로, 적으면 불안해지거나 불면증의 원인이 되기도 한다.

비타민 B_6는 수용성 비타민이므로 산에 강하고, 자외선에 약한 성질을 가지고 있다. 육류, 간, 참치나 가다랑어 등의 어류, 곡류 등에 많이 들어 있다. 주식인 쌀에도 비타민 B_6가 풍부하므로 우리는 자연스럽게 섭취하기 쉬운 환경에 살고 있다.

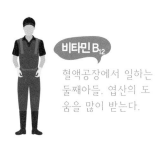

비타민 B₁₂

혈액공장에서 일하는
둘째아들. 엽산의 도
움을 많이 받는다.

비타민 B_{12}

 비타민 B_{12}는 빈혈을 예방하고 뇌신경에도 작용한다

'비타민 B_{12}'는 장인 기질이 있어서 '엽산(folate)'과 서로 협력하는 일이 많다.

비타민 B_{12}는 붉은색이 특징이어서 '붉은비타민'이라고도 한다. 엽산과 함께 혈액세포인 적혈구를 합성하는 것이 임무다. 부족하면 거대한 적혈구가 생기거나, 적혈구의 수가 줄어들어 악성 빈혈에 걸릴 수도 있다. 적혈구는 전신에 산소를 운반하므로 산소가 없으면 에너지를 만들어내는 효율이 나빠진다.

한편 비타민 B_{12}는 또 한 가지 중요한 일을 한다. 그것은 뇌나 척수에 있는 전신을 컨트롤하는 중추신경이나 전신을 둘러싸고 있는 말초신경이 제대로 일하도록 감시·감독하므로 적

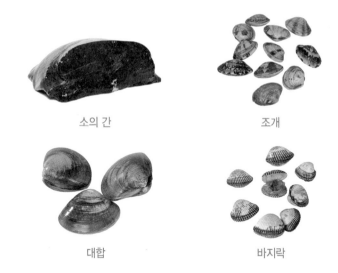

소의 간

조개

대합

바지락

어지면 졸리거나 어깨결림 · 요통 · 저리는 증상 등 신경장애 상태가 된다. 치매환자의 뇌에는 비타민 B_{12}가 적다는 사실도 보고되고 있다.

비타민 B_{12}는 수용성 비타민이어서 알칼리나 강산, 빛에서 분해되는 성질이 있다. 창자 속 세균에 의해 만들어지므로 균형 잡힌 식사를 한다면 걱정할 일은 없다. 다만 채소에는 거의 들어 있지 않고, 고기나 생선 등 동물성 식품에 많이 들어 있으므로 채식주의자나 위나 장을 수술로 절제한 사람 등은 주의해서 섭취하면 좋다. 된장 등의 발효식품도 추천한다.

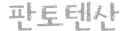

판토텐산

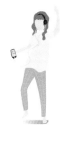

판토텐산

치유 성향을 가진 둘째딸.
큰딸과 같은 비타민으로
평소엔 침착하지만, 대사
에 관여할 때에는 뜨거워
지기도 한다.

📌 판토텐산은 스트레스를 해소하고, 대사기능향상
및 다이어트를 촉진한다

'판토텐산'은 '항스트레스비타민'이라고도 불릴 만큼 모두의
스트레스를 풀어주고, 대사도 향상시키는 치유 성향을 가진
비타민B복합체이다.

판토텐산은 불안을 해소시키는 역할을 한다. 비타민B_5라는
별명도 있으며, 탄수화물 · 지방 · 단백질을 에너지로 바꾸는
역할도 한다. 지질이 체내에 축적되지 못하게 함은 물론, 스트
레스도 경감시켜주므로 다이어트를 할 때 많이 섭취하면 좋다.

또한 HDL콜레스테롤을 합성하고, 동맥경화 등을 막아주는
역할도 한다. 게다가 비타민C와 사이좋게 지내므로 피부의 탄
력이나 생기있는 머릿결유지에도 도움을 준다.

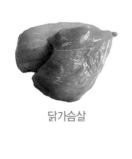

닭가슴살

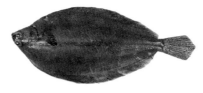

가자미

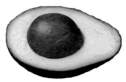

아보카도

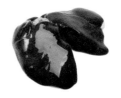

닭의 간

'판토텐(pantothen)'은 '모든 곳'이라는 그리스어에서 유래했다. 그 이름대로 여러 가지 식품에 들어 있다. 특히 눈에 띄게 많이 들어 있는 식품은 닭의 간, 알을 품은 가자미, 청국장, 아보카도(avocado) 등이다. 창자 속 세균에 의해 합성되기도 하므로, 늘 먹던 대로 먹으면 부족해지지 않는다. 하지만 술이나 커피를 자주 마시는 사람은 필요량이 많아지므로 주의해야 한다. 부족하면 두통·피로·팔다리감각이상 등이 발생한다.

수용성이라 열에 약하므로, 생으로 먹을 수 있는 것은 그대로 먹으면 효율적으로 섭취할 수 있다.

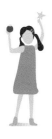

바이오틴

귀여움이 생명인 반짝반짝 성향을 가진 셋째딸로, 3대 영양소로부터 아이돌 대접을 받는다.

바이오틴

 바이오틴은 피부를 아름답게 만들어줄 뿐만 아니라 아토피약으로도 쓰인다

'아름다운 피부가 생명!'을 모토로 하는 '바이오틴(biotin)'의 최초 이름은 '비타민H'였다. 독일에서 발견되었을 때 독일어로 피부를 뜻하는 'haut'의 앞글자를 따서 이름을 지었다고 한다. 이름처럼 탄력있는 피부나 윤기나는 머리카락을 유지하기 위해 일하고 있다. 이름은 나중에 비타민B$_7$(=바이오틴)으로 정착되었다.

바이오틴은 콜라겐 생성을 돕고 두피의 혈행을 촉진하는 기능이 있다. 피부나 점막의 건강상태를 유지하는 역할도 한다.

바이오틴의 효능은 아토피성피부염의 약으로도 쓰이고 있을 정도다. 부족하면 손톱이 물러지거나, 피부가 칙칙해지거나,

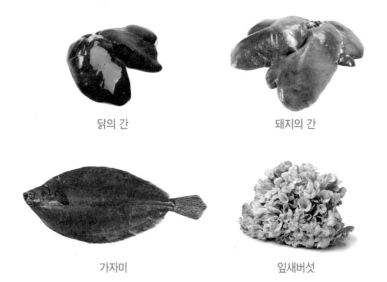

닭의 간

돼지의 간

가자미

잎새버섯

탈모나 흰머리가 늘어나고, 머리카락이 푸석푸석해져버린다. 그밖의 역할로는 3대 영양소인 탄수화물(당질)·지방·단백질을 에너지로 바꿀 때 도와주는 역할도 있다. 전신에 영향을 미치므로 적어지면 권태감을 느끼게 된다.

바이오틴은 열이나 산에 강하고, 알칼리에 약하다. 여러 가지 식품들에 조금씩 들어 있어서 창자 속 세균에 의해 체내에서도 만들어지므로 걱정하지 않아도 OK다. 다만 항생물질인 약을 장기간 복용 중인 사람은 창자속세균이 사라질 수 있으므로 주의해야 한다.

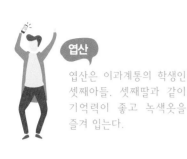

엽산

 엽산은 기억력 향상에 도움이 된다

8인 대가족으로 비유한 비타민 B 중에서 마지막에 소개하는 셋째아들격인 '엽산(folate, folic acid)'은 비타민 M, 비타민 B_9, 프테로일글루타민산(pteroylglutamic acid)이라고도 불린다. 시금치 · 브로콜리 · 아스파라거스 · 양배추 · 멜로키아 등의 녹색잎에 많이 들어 있다. 그밖에도 닭이나 소의 간 · 과일류 · 청국장 · 콩 등에 들어 있다.

엽산의 역할은 비타민 B_{12}와 콤비를 이뤄 적혈구를 만드는 데 있다. 적혈구는 혈액의 주성분이며, 몸속에 산소를 전달한다. 그밖에 단백질이나 세포를 만들 때 필요한 유전정보가 담긴 DNA를 만드는 데 도움도 주고 있다. 임신 중에 부족하면 태어나게 될 아기에게 이상이 나타날 수도 있다. 순조로운 성

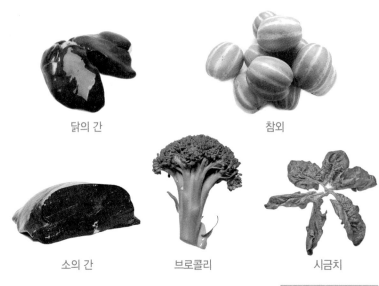

닭의 간

참외

소의 간

브로콜리

시금치

장을 촉진하기 위해서라도 임신 전부터 섭취할 것을 권장한다. 한편 엽산은 기억력회복이나 건망증예방에도 도움이 된다.

엽산은 수용성 비타민이어서 열에 약하다. 조리 중에 손상되기 쉬우므로 신선한 채소나 과일 등 생으로 먹을 수 있는 건 생식하는 것이 좋다. 창자속세균에 의해 체내에서도 일부 합성할 수 있으므로 균형 있게 식사를 한다면 OK. 부족하면 빈혈을 일으키거나 전신의 산소가 적어져서 무력감, 피부가 거칠어지거나 구내염이 되기 쉽다. 담배나 술을 좋아하는 사람은 엽산을 소비하는 양이 많아지는 경향이 있으므로 특히 많이 섭취하자.

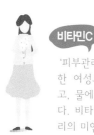

비타민C

📌 비타민C는 노화방지 및 감기예방에 좋다

비타민이라고 하면 가장 먼저 '비타민C'를 떠올리는 사람도 많다. 시판 음료에도 자주 '비타민C 함유'라고 써 있으니까. 감귤류 등의 과일, 감자·고구마 등의 감자류, 파프리카(빨강), 잎사귀채소 등에 많이 들어 있는 친근한 영양소다.

비타민C의 주요 기능은 두 가지이다.

첫째, 아름다운 피부를 만드는 효과가 있다. 비타민C에는 활성산소를 억제하는 기능과 피부를 매끄럽게 하는 콜라겐 합성을 도와주는 기능이 있기 때문에 피부의 얼룩이나 주름을 막아주고, 상처나 화상도 빨리 치료·회복시켜준다. 나이가 들어감에 따라 콜라겐이 부족해지면 건조가 심해져서 가려운 증상이 나타날 수도 있다. 뼈세포의 대부분은 콜라겐이어서 비타민C를 섭취하면 골다공증도 예방된다.

둘째, 감기에는 비타민C라고 할 만큼 면역력을 높여주는 기능이 강하다. 비타민C는 감기 등 바이러스성 병으로부터 몸을 지켜준다. 감기에 걸려버렸을 때에도 비타민C를 제대로 섭취하면 쉽게 낫는다. 반대로 부족하면 회복이 늦어지고, 악화되어버릴 수도 있다. 그밖에도 비타민C가 부족하면 모세혈관이 약해져서 잇몸에서 피가 나거나, 멍이 잘 생기거나, 강한 피로감, 관절통이 일어나는 경우도 있다. 겨울철에는 특히 제대로 섭취하도록 신경 쓰자.

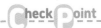

콜라겐

콜라겐(collagen)은 동물의 결합조직을 구성하는 단백질로, 몸의 단백질량의 약 3분의 1을 차지한다. 콜라겐에 많이 함유되어 있는 하이드록시프롤린(hydroxyproline) 합성에 비타민C가 관여한다.

비타민C 섭취방법은 좀 더 연구가 필요하다

비타민C는 비타민B군과 마찬가지로 '수용성 비타민'이어서 물에 녹아나오기 쉽다. 열이나 빛에는 약하다. 체내에서 만들어내지 못하므로 음식물로부터 효율적으로 섭취해야 한다.

생식이나 살짝 데치는 조리법이 좋다. 비타민C를 많이 함유하고 있는 식재료는 야채이지만, 많이 먹고 싶지만 섭취방법에는 약간의 연구가 필요하다.

먼저 씻을 때에는 살짝, 물에 오래 담그지 않도록 한다. 아까운 영양소가 녹아나와버린다. 양파나 뿌리채소류 이외의 야채는 너무 세세하게 씻어서는 안 된다. 단면이 늘어나 물이나 열에 닿는 부분이 많아지게 되기 때문이다.

비타민C는 산화되기 쉬우므로 신선할 때 먹는 것이 기본이다. 자른 채로 방치하지 말고, 편리하게 잘라져서 나오는 야채도 시판되고 있지만, 될 수 있으면 통째로 사서 빨리 먹어치우자.

Check **P**oint

비타민C를 많이 함유하고 있는 과일은 의외로 적다. 키위·감귤류·딸기·감 등에는 많지만, 사과·바나나·배·복숭아·체리·멜론·수박 등에는 그렇게 많지 않다.

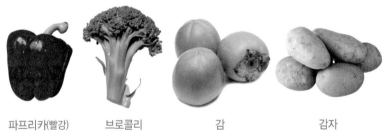

파프리카(빨강)　　　브로콜리　　　　감　　　　　감자

볶을 때에는 녹말가루를 묻히면 코팅되어 영양소가 달아나기 어려워진다. 찔 때에는 담백하게 조리해서 국물까지 제대로 먹는다.

비타민C라고 하면 아세로라(acerola : 체리모양의 과실)나 레몬과 같은 과일을 떠올리게 된다. 반으로 잘라 스푼으로 떠서 먹을 수 있는 키위(kiwi)나 씻기만 해도 되는 딸기를 추천한다.

비타민C는 소장의 상부에서 흡수되어 간으로 운반되어 혈류를 타고 전신의 장기로 간다. 남으면 바로 소변으로 배출되어버리므로 과다섭취 걱정은 안 해도 된다. 될 수 있으면 공복에 먹기보다는 식후 어느 정도 배가 부를 때 조금씩 나눠서 섭취하는 것이 좋다. 콜라겐 생성을 돕기 위해서라도 단백질과 함께 섭취하도록 하자.

스트레스를 받으면 비타민C를 섭취하자

미용이나 감기예방 효과가 높은 비타민의 더 놀라운 특성은 항산화작용이 강한 '항산화 비타민'이라는 점이다. 대표적인 것이 비타민A · E와 C이다.

그중에서도 비타민C는 도파민 · 아드레날린 등의 신경전달물질 합성, 항스트레스호르몬인 부신겉질호르몬 합성에도 관여하고 있어서 '항스트레스비타민'이라고 불린다. 비타민C가 부족하면 스트레스와 싸우는 힘이 저하되어 회복되지 않는다. 또한 아침에 눈 뜨기 싫어지거나, 쉽게 피곤해지거나, 건망증이 심해지거나, 인내력도 없어지게 되므로 주의해야 한다!

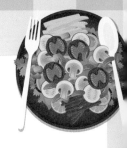

항산화비타민

🌱 노화나 암으로부터 몸을 보호한다

항산화비타민이란 '활성산소의 작용을 억제하는 항산화작용을 갖는 비타민'을 말한다. 대표적인 것이 비타민 A · E · C이다. 항산화력(활성산소억제능력)이 있는 영양소는 비타민류에 한정되지 않고, 폴리페놀류(polyphenol)나 미네랄(mineral)류에도 있다.

활성산소란 산화시키는 힘이 강한 물질로, 장기나 피부 등의 노화 또는 면역력을 저하시켜 암 · 동맥경화 · 생활습관병의 원인이 된다.

활성산소를 발생시키는 원인은 담배나 스트레스, 장시간에 걸친 자외선 노출, 과도한 운동지속, 지방의 과다섭취, 과음 등이다. 무리한 다이어트도 그렇고, 현대사회에는 셀 수 없을 만큼 요인이 넘쳐나고 있다.

인체는 효소에 의해 활성산소를 억제받고 있다. 이런 효소는 몸안에서 만들어지지만, 나이를 먹어감에 따라 그 양은 점점 감소한다. 거기서 활약하는 황산화비타민은 효소가 모두

항산화력을 향상시키는 식품조합

예를 들어 호박에 함유된 비타민 E를 청경채의 비타민 C와 함께 섭취하면 항산화력이 오래 지속된다.

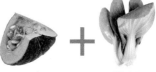

호박　　　　청경채

처리하지 못한 활성산소의 작용을 억제하는 '항산화물질' 중 하나이다. 이 항산화물질은 비타민 이외에도 여러 가지가 있지만, 활성산소 발생 자체를 억제하는 것, 활성산소의 산화력을 억제하는 것, 활성산소에 의해 받는 피해를 수복하는 것 등, 일하는 방식을 미묘하게 바꿔가며 힘써주고 있다.

우리나라 사람의 평균수명은 굉장히 길어서 여성이 84.4세, 남성은 77.6세(2011년)로 장수국이라고 한다. 그런데 하반신이 정정하고, 머리회전도 잘 되고, 일상을 어려움없이 생활할 수 있는 '건강수명'이 진정한 의미에서 중요하다. 건강하게 오래 살기 위해 조금이라도 노화를 막아보고, 즐거운 기분으로 하루하루 살아가면서 항산화력을 높이는 것이 필요해졌다. 불규칙한 생활과 폭음·폭식에 유의하고, 균형 잡힌 식사를 한다면 몸도 마음도 가벼워질 것이다.

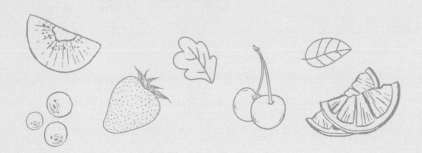

미네랄이란 '광물'이라는 뜻으로,

치아나 뼈의 재료가 되거나

몸의 컨디션을 조절하는 기능이 있다.

섭취량은 너무 적어도 너무 많아도 문제가 있으므로

적정량을 섭취하여야 한다.

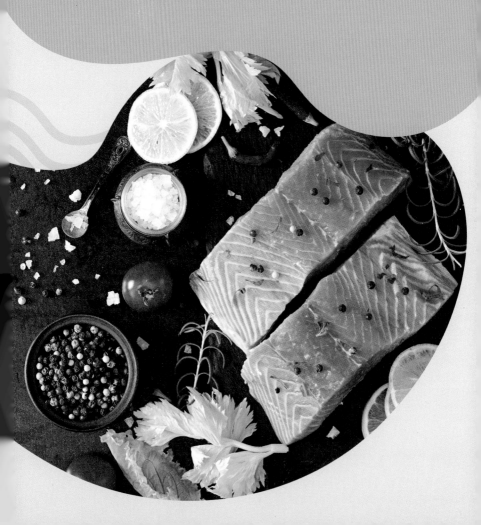

3장

미네랄

가장 중요한 것은 영양소의 밸런스

지구상에 있는 많은 원소 중 4원소를 제외한 것을 '미네랄(무기질)'이라고 한다. 3대 영양소, 비타민과 함께 5대 영양소 중 하나로 꼽힌다. 미네랄(mineral)은 직역하면 '광물질'로 천연으로 생성된 무기물질이다.

사람의 몸에 존재하는 영양소는 약 60종이다. 그중에서 산소가 65%로 가장 많고, 다음이 탄소 18%, 수소 10%, 질소 3% 등 4원소가 96%를 차지하고 있다. 나머지 4%가 미네랄이다.

영양소로서 빠뜨릴 수 없다고 알려져 있는 미네랄은 현재 16종이 있다. 그중에서 1일 필요량이 100mg 이상인 것이 '중요 미네랄'이고, 100mg 미만인 것을 '미량 미네랄'이라고 한다.

미네랄의 기능은 각각 다르지만, 칼슘·인·마그네슘 등은 뼈나 치아 등 딱딱한 조직을 만든다. 그리고 헤모글로빈의 철, 인지질의 인, 함유아미노산의 유황은 단백질이나 지질 등과 결합하여 체성분이 된다. 미네랄의 과부족상태가 오래 지속되면 각 미네랄 특유의 결핍증이나 과잉증이 나타난다.

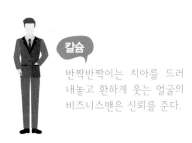

칼슘

반짝반짝이는 치아를 드러
내놓고 환하게 웃는 얼굴의
비즈니스맨은 신뢰를 준다.

 ## 칼슘은 뼈나 치아를 만드는 미네랄

‘칼슘(calcium)’은 체내에 가장 많이 들어 있는 미네랄로, 체중의 1.5~2%를 차지한다. 예를 들어 체중 60kg인 사람은 무려 900~1,200g(약 1kg)이나 들어 있다. 그리고 체내의 칼슘 99%는 뼈와 치아 등 딱딱한 조직에 있으며, 나머지 1%는 혈액 속이나 근육·신경에 들어 있다. 뼈나 치아의 구성성분이 되는 칼슘은 ‘저장칼슘’, 혈액 등에 들어 있는 칼슘은 ‘기능칼슘’이라고도 한다.

칼슘은 뼈나 치아의 재료가 될 뿐만 아니라 심장이나 모든 근육이 정상적으로 수축하도록 유지하는 역할도 한다. 혈관의 벽을 강하게 하거나, 혈압을 내리거나, 혈액응고·효소의 활성화에도 도움을 준다.

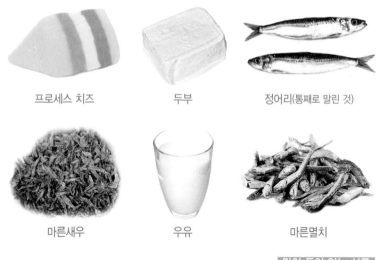

프로세스 치즈　　　　　두부　　　　　정어리(통째로 말린 것)

마른새우　　　　　　　우유　　　　　　마른멸치

　칼슘은 몸의 여러 부위에 도움을 주어야 하므로 필요한 곳에 바로 도달할 수 있도록 혈액 안에 들어 있으면서 온몸을 돌고 있다. 그렇기 때문에 혈액에는 항상 거의 일정한 양의 칼슘이 유지되고 있다. 그 양이 부족하면 뼈에서 녹아나와 부족해진 부분을 보충한다. 이것이 저장칼슘이라고 불리는 이유다. 칼슘은 이렇게 중요한 영양소이지만 부족한 사람이 많다.

　최근에는 골다공증에 대한 지식이 많이 알려져 50~60대 사람들도 제대로 칼슘을 섭취하고 있는 것 같다. 외식이 늘거나 불규칙한 식사로 인하여 20대 전후가 가장 칼슘부족이 되기 쉬우므로 주의해야 한다.

칼슘이 비타민D · K와 함께하면 업무능력도 향상

칼슘이 많이 들어 있는 식품은 우유 · 치즈 등의 유제품, 마른멸치 · 작은물고기 · 톳 등의 해조류, 녹황색채소 등이다. 다만 음식물로 섭취하는 칼슘흡수율은 별로 높지 않다. 식사로 과다섭취할 우려는 없다고 해도 좋으므로 효율적으로 매일 꼬박꼬박 섭취하는 것이 좋다.

칼슘과 사이가 좋은 영양소는 비타민D와 비타민K다. 그중 비타민D는 칼슘흡수를 도울 뿐만 아니라 혈중의 칼슘밸런스도 정리해준다. 이 비타민D는 일일 약 15분의 일광욕에 의해 피부밑에서 만들어낼 수도 있으므로 튼튼한 뼈를 위해서라도 15분 정도는 햇볕을 쬐는 것이 좋다. 비타민K는 칼슘을 뼈에 붙이는 것을 돕는 영양소로, 칼슘이 뼈로부터 녹아나오는 것을 막아주는 기능이 있다.

이것들을 기준으로 예를 들어 비타민D를 함유한 버섯류와 칼슘이 듬뿍 들어 있는 요구르트를 샐러드풍으로 조합하거나, 비타민K가 풍부한 청국장과 치즈를 섞어 먹는 건 어떨까. 정어리는 통째로 말린 그 자체가 비타민D와 칼슘을 많이 함유하고 있다. 또한 슈퍼푸드로 인식되어온 알팔파(alfalfa, 자주개자리)도 칼슘이 듬뿍 들어 있으므로 샐러드에 넣으면 좋다.

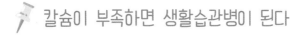# 칼슘이 부족하면 생활습관병이 된다

칼슘은 뼈와 치아에 깊이 관여하므로 부족하면 충치가 되기 쉽다. 게다가 혈중칼슘의 양이 부족하면 뼈에 있는 칼슘이 빠져나와 보충하게 되므로 뼈가 약해져서 부러지기 쉽게 된다. 심하면 어린아이는 구루병, 성인은 골연화증이나 골다공증이 될 가능성이 있다.

게다가 칼슘 부족이 오래 지속되면 뼈에서 칼슘이 너무 많이 빠져나와 여분의 칼슘이 혈관에 붙어버린다. 이 때문에 고혈압이나 동맥경화와 같은 생활습관병을 초래할 수도 있다.

칼슘의 효능은 뼈와 치아를 튼튼하게 하는 데에 그치지 않는다. 그중에서도 매일의 생활에 관여하는 신경을 안정시켜 불안초조를 해소하는 효과는 크다. 흥분이나 긴장을 완화시켜주는 칼슘이 부족해지면 신경과민이 된다.

칼슘 부족을 우려하여 과다섭취하면(음식물로는 과다섭취가 거의 없지만, 영양제로 과다섭취하면) 혈중칼슘농도가 너무 높아져 고칼슘혈증·연부조직석회화 등이 초래된다. 변비·복통·빈뇨 등의 증상이 나타나면 병원에 가야 한다. 칼슘을 영양제로 섭취할 때에는 칼슘과 마그네슘이 2대 1로 배합된 것을 선택하자.

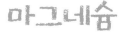

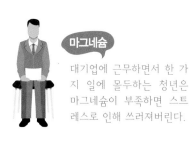

 ## 마그네슘은 칼슘과의 밸런스가 중요하다

체내에 있는 '마그네슘(magnesium)'의 약 3분의 2는 뼈에 있는 칼슘과 인과 함께 뼈의 구성성분이 된다. 양으로 보면 성인은 체내에 약 19g이 있고, 나머지 3분의 1은 근육 등의 세포 안에 있으면서 약 300종의 효소의 기능을 돕고 있다. 그리고 에너지를 만들거나, 근육을 움직이게 하거나, 체온조절·신경전달·호르몬분비 등에도 관여한다.

체내로 들어온 마그네슘은 일부 칼슘과 함께 뼈에 저장된다. 마그네슘이 결핍되면 뼈에서 피 속으로 녹아나온다. 다만 마그네슘은 칼슘과는 달리 뼈에서 빠져 나오는 양도 적고, 원래 체내 양도 적어서 마그네슘 부족 현상이 되기 쉽다.

체내에서 중요한 기능을 하는 마그네슘이 부족하면 근육에

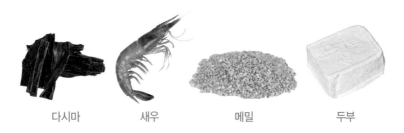

다시마   새우   메밀   두부

트러블이 일어나 근육통이 생기거나, 심근경색과 같은 심장병에 걸릴 수도 있다. 또 피곤해지기 쉽고, 집중력저하·만성피로·순환계통질환 등에도 걸리기 쉽다. 스트레스나 알코올·커피의 과다섭취는 마그네슘배출량을 증가시키므로 주의해야 한다.

칼슘과 마그네슘의 가장 바람직한 밸런스는 '2대1'이다. 따라서 둘 중 하나만 섭취할 것이 아니라 둘 다 균형 있게 섭취하도록 하자.

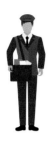

철

철

오늘도 배송할 산소가 쌓여 있네~
여기저기 구석구석 배송을 해야지.
지연이나 오배송은 용납 못해!

철은 적혈구를 만드는 미네랄

보통 '철(iron)'이라고 하면 못 · 냄비 · 프라이팬 등을 연상할 것이다. 그런데 우리의 체내에도 철이라고 하는 물질이 있다니 이상한 기분이 든다. 하지만 성인은 약 4.2g의 철을 체내에 가지고 있다.

철은 적혈구를 만드는 미네랄이다. 혈액세포인 적혈구의 주성분은 헤모글로빈인데, 철은 그 헤모글로빈의 재료가 된다. 다시 말하면 철은 혈액의 성분이다. 헤모글로빈은 붉은색을 이루는 혈액의 바탕이지만, 체내에 있는 철의 65%는 헤모글로빈과 결합해서 허파에서 받아들인 산소를 전신세포로 운반하고 있다. 체내에서 에너지를 만들기 위해 산소를 필요로 하지만 철이 없으면 곤란한데, 이 철을 '기능철'이라고 한다.

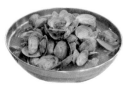
조개탕

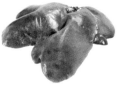
돼지간

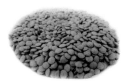
렌틸콩(말린 것)

나머지 약 30%는 '저장철'로서 간·골수(뼈속질)·지라(비장)에 저장되어 있다. 출혈 등으로 철이 손실되면 혈중으로 방출되어 기능철 역할을 한다.

나머지 몇 %는 근육성분과 결합해서 산소를 운반하고 저장하며, 대사반응에 관여하고 있다.

철이 부족하면 산소가 전신으로 도달하지 못하게 되어 얼굴이 창백해지거나 철결핍성빈혈을 일으킨다. 어지럼증이나 일어났을 때 느껴지는 현기증·두근거림 이외에 집중력저하·체온조절기능 장애·면역과 감염저항력 저하 등 몸의 여러 기능에 지장을 초래한다.

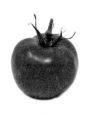

토마토

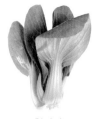

청경채

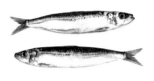

정어리(통째로 말린 것)

 ## 철결핍성빈혈과 빈혈

자주 '철부족=빈혈'이라고 하는데, 빈혈이라고 해도 원인에 따라 종류가 다양하다. 철결핍성빈혈은 이름대로 철이 부족하여 일어나는 빈혈이다. 영양 밸런스가 무너져 철섭취량이 부족하거나, 임신이나 수유 등으로 철을 많이 써버리면 발생한다.

그에 비해 체내의 혈액량이 부족하여 일어나는 빈혈이 있다. 이것은 월경 등으로 출혈이 많아지거나 병으로 출혈이 계속되면 일어나기 쉽다.

적혈구의 수명은 약 120일이다. 수명을 다한 적혈구는 지라(비장)에서 파괴되는데, 그 파괴된 적혈구의 철은 대부분 체외로 배설되지 않는다. 철은 일종의 에코(echo)영양소다.

체내의 철이 부족하면 당연히 저장철도 부족하다. 저장철이

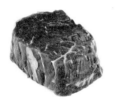
소 안심 스테이크 고기

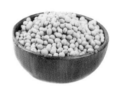
콩

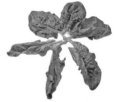
시금치

부족한 아이나 월경에 의해 매달 철이 빠져나갈 뿐만 아니라 임신이나 출산도 있어서 빈혈이 되기 쉬운 여성들은 적극적으로 섭취해야 한다.

철에는 2종류가 있으며 흡수력이 다르다

철이 많이 들어 있는 식품은 간(肝)이다. 철은 동물의 간·붉은살코기·조개류·작은생선 등에 많이 들어 있다. 식물 중에는 콩·시금치·청경채 등에 들어 있다.

식품에 들어 있는 철은 '헴철(heme iron)'과 '비헴철(non heme iron)'로 나눠진다. 둘의 가장 큰 차이는 흡수력으로, 헴철은 비헴철보다 약 5배 높다. 헴철은 동물성 식품 특히 붉은

살코기를 먹으면 효과적이다. 다만 간에는 레티놀(retinol)이 많이 들어 있으므로 임신 중에 과다섭취하지 않도록 주의해야 한다. 비헴철은 식물성 식품·유제품·계란 등에 들어 있다. 흡수력이 낮지만, 비타민C와 함께 섭취하면 높아진다.

한편 비헴철을 먹을 때 육고기나 생선을 같이 먹으면 흡수력이 촉진되어 효율이 좋다. 아쉽지만 유제품과 계란에는 이 효과가 없다.

그런데 '철의 여왕'으로 불리던 톳(바닷가 바윗돌에 붙은 해조류로, 채취하여 잎을 먹는다). 과거에는 무쇠가마를 써서 쪘지만 요즘은 대부분 스테인레스제 솥을 사용하므로 여왕이라고 부를 수 없게 되었다. 하지만 톳이 영양밸런스를 갖춘 식품인 것에는 변함이 없으므로 톳을 사용하는 요리가 좋다.

철도 영양제 등으로 과다섭취하면 활성산소가 발생되므로 식사로 섭취하는 것이 좋다.

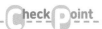

철을 과다섭취하면…

보통의 식생활에서 철이 과다섭취가 되는 경우는 없다. 비헴철제나 무기철제를 복용할 때에는 위장증상이나 변비가 일어나기 쉽다.

나트륨과 염소

나트륨과 염소

나트륨과 염소는 호스를 가진 작업원과 같다. 따라서 많이 섭취하면 체내에 혼란이 일어난다. .

🔬 가장 가까이 있는 미네랄인 나트륨과 염소

'나트륨(natrium, sodium)과 염소(chlorine)'는 우리와 가장 가까이 있는 미네랄이다. 여러 가지 요리에서 빠뜨릴 수 없는 소금은 '염화나트륨'이라고 한다. 그 소금을 먹는다고 치자. 그렇게 되면 거의 전량이 '나트륨'과 '염소'가 되어 재빨리 체내로 흡수된다. 즉 인간은 소금을 먹음으로써 나트륨과 염소를 섭취하고 있는 것이다.

땀이나 눈물은 약간 짜지 않은가? 그 이유는 인체에는 소금이 들어 있기 때문이다. 성인의 체내에는 나트륨이 약 100g 들어 있다.

체내로 들어간 소금의 98%는 소변으로 배출된다. 그런데 장기간 염분을 과다섭취하면 부종이나 혈압상승을 초래할 뿐만 아니라 생활습관병을 야기하는 원인이 된다. 이것은 나트륨과 염소는 몸에서 수분조절을 하고 있기 때문이다. 세포와 세포 사이에 있는 세포사이액이나 체내를 도는 혈액량을 컨트롤하고 있는 것이다. '염분의 과다섭취는 금물'이라며 아주 나쁜 놈 취급을 받고 있지만 인체에는 필수적인 미네랄이다.

소금의 알맞은 사용이 요리를 맛있게 한다

인체가 나트륨과 염소를 섭취할 수 있게 해주는 것이 소금이다. 수렵 시대에는 육식동물로부터 주로 염분을 섭취했지만, 농경이 시작되어 주식이 쌀과 밀 등의 식물이 됨으로써 몸의 염분 부족 현상이 일어나게 되었다. 지금은 소금이 훌륭한 조미료이다.

'요리 잘 하는 사람은 소금을 잘 쓴다'는 말이 있을 정도로 소금의 조미효과는 탁월하다. 소금이 너무 많이 들어가는 것도, 부족해도 안 된다. 딱 좋은 '간'을 목표로 하자. 그렇게 하면 요리가 맛있어질 뿐만 아니라 몸 컨디션도 더 좋아지게 되어 좋은 건강상태를 유지할 수 있게 된다.

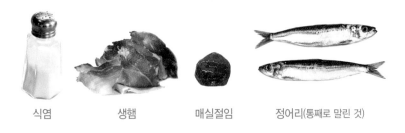

식염   생햄   매실절임   정어리(통째로 말린 것)

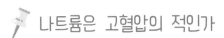 나트륨은 고혈압의 적인가

나트륨은 수분조절 외에 pH도 조절한다. 인체의 pH란 몸속의 수분의 성질이 알칼리성인지, 산성인지, 어느 쪽으로 기울어져 있는지를 나타낸다. 인체의 기본은 약알칼리성이며, 강한 산성으로 기울어지면 호흡곤란이 와버린다. 소금은 이것을 세밀하게 조절하는 역할도 담당하고 있다.

그런데 염분을 과다섭취하면 어떻게 될까. 혈액 등 체액의 농도가 짙어져서 일정 농도로 유지하기 위해 몸이 수분을 원하게 된다. 짠 라면을 먹은 후에는 물이 마시고 싶어지지 않던가? 그러면 체액의 양이 늘어나게 되어 혈압이 높아지고, 나아가 체액을 소변으로 배설하는 기능을 갖는 콩팥에도 부담이 가게 된다. 결과적으로 부종·고혈압·신장병·심장병 등을 초래하게 된다. 특히 고혈압인 사람은 소금절임, 소금을 사용

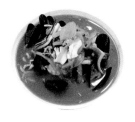

짬뽕

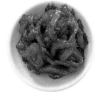

젓갈

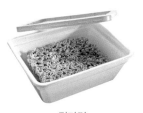

컵라면

한 발효식품 등을 되도록 피하자. 소금을 줄이고, 식초나 레몬 즙의 산미로 맛을 내도 좋다.

반대로 염분이 부족하면 어떻게 될까? 격렬한 운동을 하고 땀을 많이 흘린 후를 생각해보자. 탈수증상(입이 마르고, 토할 것 같고, 두통 등)·식욕부진·자리에서 일어나면 느껴지는 현기증 등이 일어나게 된다.

소금을 잘 써서 여러 가지 식재료를 균등하게 먹는 것이 가장 좋다.

Check Point

소금을 과다섭취하면

일반적인 식생활로는 소금의 과다섭취 경향이 있다. 나트륨의 과다섭취는 고혈압 등 생활습관병의 원인이 될 뿐만 아니라 위 암위험도 높아진다.

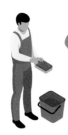

칼륨

칼륨

칼륨(potassium)은 나트륨이 너무 많이 들어간 물을 스펀지와 양동이로 배수하는 구조대 역할을 한다.

 염분을 너무 많이 섭취했다면 칼륨을

부종으로 고생하는 원인은 여러 가지이지만, 염분이나 수분의 과다섭취 때문이라면 칼륨이 도움이 될 수도 있다.

칼륨에는 체내에 있는 여분의 수분을 배출해주는 기능이 있다. 수분을 늘리는 나트륨과는 반대의 성질을 가지고 있다고 생각하면 된다. 인간의 세포에는 세포 안으로 들어온 나트륨을 퍼내서 칼륨을 취함으로써 밸런스를 유지하는 기능이 있다. 이것을 '나트륨칼륨펌프'라고 하는데, 체내의 수분량을 일정하게 유지하거나, 그로 인한 혈압을 조절하는 것이다. 그밖에도 신경전달 · 근육수축 · 호르몬생성 · 삼투압조절 등 여러 가지 기능에 관여하고 있다. 어쨌든 인간에게 굉장히 중요한 기능이다.

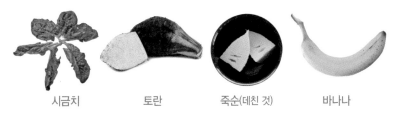

| 시금치 | 토란 | 죽순(데친 것) | 바나나 |

칼륨과 나트륨은 상호 작용하므로 균형 있게 섭취하는 것이 중요하다. 그런데 현대의 식생활에서는 나트륨을 과다섭취하는 경향이 있으므로 의식적으로 칼륨을 섭취하는 것이 좋다. 건강한 사람은 과다섭취해도 소변으로 배설되므로 과다섭취로 걱정할 일은 없다.

칼륨은 감자류·야채·과일에 많이 들어 있는데, 조리하면 국물로 녹아나오기 쉬우므로 국물까지 먹을 수 있는 요리를 추천한다. 물론 생으로 먹어도 좋다. 염분이 높아지기 쉬운 조미료 등은 칼륨이 많은 야채를 듬뿍 넣어 밸런스를 잘 맞출 필요가 있다.

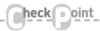

칼륨섭취방법

콩팥(신장)기능장애가 있는 사람은 칼륨섭취에 의해 고칼륨혈증을 일으킬 위험성이 있으므로 칼륨섭취를 억제할 필요가 있다.

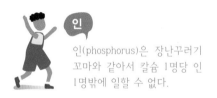

인(phosphorus)은 장난꾸러기
꼬마와 같아서 칼슘 1명당 인
1명밖에 일할 수 없다.

인

 인은 칼슘과의 밸런스가 중요

'인'은 뼈나 치아의 재료가 되며, 강하고 튼튼한 몸을 만들기 위해 열심히 일한다. 성인의 체내에 인은 약 780g 들어 있으며, 약 85%는 뼈나 치아의 구성성분으로 칼슘과 함께 존재하고 있다. 체내에 있는 일정 양을 초과하는 인은 소변으로 배설되어 균형을 지키고 있다.

콩팥이 자기 역할을 하지 못하는 상태에서는 인의 배설이 잘 안 되므로 고인혈증을 초래한다. 그밖에도 인은 에너지를 만드는 일에 관여하거나, 세포막에서 일하거나, 뇌나 신경이 제대로 일하도록 백업해주고 있다.

인이 많이 들어 있는 식품은 고기 · 생선 · 콩 등의 단백질이다. 몸에 잘 흡수되는 비율은 인과 칼슘이 1대1이라고 한다.

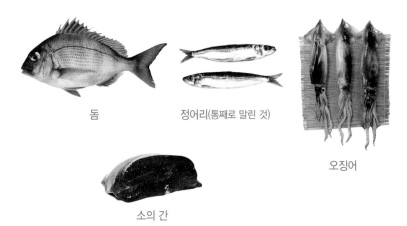

돔

정어리(통째로 말린 것)

오징어

소의 간

인은 여러 음식에 널리 들어 있어 부족해지는 경우는 거의 없지만, 부족하게 되면 혈액 속의 양이 적어져 신경 관련 병에 걸리게 될 가능성이 있다.

그보다 걱정되는 것은 인의 과다섭취이다. 인스턴트식품이나 청량음료에 쓰이므로 과다섭취하게 된다. 그렇게 되면 칼슘이나 철의 흡수가 나빠져서 골다공증이 되거나 신장병이 될 수도 있다. 특히 철을 흡수하고 싶은 빈혈인 사람, 뼈성장이 중요한 10대, 골량이 부족해지기 쉬운 고령자 등은 인을 과다섭취해서는 안 된다.

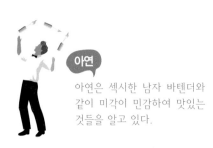

아연

아연은 섹시한 남자 바텐더와
같이 미각이 민감하여 맛있는
것들을 알고 있다.

 ## 아연은 '맛있다'를 느끼게 하는 미네랄

아연(zinc)은 철과 마찬가지로 '체내에 이런 물질도 존재하
는구나'하는 생각이 들게 한다. 아연의 95% 이상은 세포 안에
있으며, 100종 이상의 아연함유효소로 일하고 있다. 성인의
체내에는 약 2.3g 들어 있다.

아연은 새로운 세포를 만들 때 필요한 효소의 성분으로 신
진대사를 활발하게 하거나, 에너지를 만들어내거나, 바이러스
로부터 몸을 지키는 역할을 한다. 나아가 아연은 혀 표면의 미
뢰에 있는 세포를 만드는 작용도 하고 있다. 미뢰란 척추동물
의 미각수용기다. 혀 윗면에 있는 미각세포와 지지세포로 이
루어진 꽃봉오리모양의 아주 작은 기관인데, 사람에게는 약 1
만 개가 있다. 단맛, 신맛, 쓴맛, 짠맛은 각각 별개의 미뢰가
수용한다. 그 세포는 약 2주간의 사이클로 다시 만들어진다

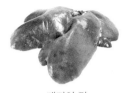
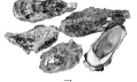
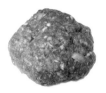

돼지의 간   굴   소고기 다진 것

고 하니 놀랄 일이다. 아연이 부족하면 미각이상 · 식욕부진 · 성장장애 · 피부염 등을 초래한다. 아주 좋아하는 음식을 먹고 '맛있다~!'고 느끼지 못하는 것만큼 슬픈 일은 없을 테니. 맛을 잘 모르게 되면 맵거나 짠 음식을 좋아하게 되므로 몸에도 좋을 게 없다.

한편 남성호르몬이나 여성호르몬이 활발하게 만들어지게 하는 것도 아연의 일이다. 부족하면 탈모에 푸석푸석한 피부, 그리고 건망증이 심해진다. 고기나 굴 등의 해산물, 종실(식물의 열매나 과실), 곡류 등에 많이 들어 있다. 비타민A와 함께 섭취하면 기능이 향상된다는 사실도 기억해두자.

아연을 과다섭취하면

장기적인 아연의 과다섭취는 동(구리, copper)의 흡수저해로 인한 빈혈이나 위장의 불쾌감을 초래한다.

유황은 단백질로부터 섭취한다

유황(硫黃, sulfur)? 가고 싶은 유황온천? 확실히 그 '유황'이
지만 몸을 구성하는 데 꼭 필요한 필수미네랄 중 하나다. 대부
분은 식품에 들어 있는 단백질로 섭취한다.

유황은 체내에서 단독으로 존재하지 않고 메티오닌(methionine)
이나 시스테인(cysteine) 등 함유아미노산 성분으로 흡수된다.

함유아미노산은 손톱·머리카락·피부·연골 등의 재료가
된다. 부족하면 손톱이 잘 깨지고, 머리카락도 빠지고, 피부
염·기미가 생기고, 관절이 약해지는 등의 증상을 초래하기도
한다. 비타민 B_1이나 판토텐산과 결합해서 보효소가 되어 당질
(탄수화물)이나 지방대사를 도와준다.

한편 유황에는 해독작용이 있어 유해미네랄의 축적을 막아

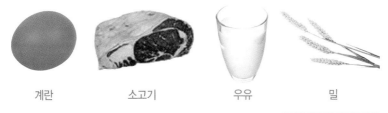

| 계란 | 소고기 | 우유 | 밀 |

주므로 여드름이나 무좀 등에도 효과가 기대된다. 과다섭취되는 경우는 거의 없지만, 영양제 다량섭취에 의해 동맥경화·구토·현기증·백혈구증가 등이 일어날 수도 있다.

유황이 많이 들어 있는 식품은 계란·육류·해물류 등 동물성 단백질이고, 우유·밀 등에도 있다. 단백질을 평소대로 섭취하면 필요량을 섭취할 수 있다. 육류를 먹을 때에는 시금치·브로콜리·양파 등의 채소류를 조합하면 효율적으로 섭취할 수 있다.

Check Point

성인 여드름과 유황

유황에는 피지를 억제하는 기능이 있어서 사춘기 여드름에는 효과가 있으나, 성인여드름에는 역효과가 날 수도 있다. 피부가 건조해서 오히려 더 왕성하게 피지를 분비하고, 모공을 막는 원인이 되기도 한다.

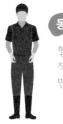

동

혈액공장에서 일하는
작업원으로 혈액을
만드는 일을 돕는다.

📌 동은 철의 역할을 도와준다

'동(銅, 구리)'이라고 하면 10원짜리 동전? (사실 10원짜리 동전
은 순수 동으로 만들어진 것은 아니다)

동은 체내에 약 72mg 들어 있다. 섭취한 동의 대부분은 소
장에서 흡수되어 간으로 운반·저장된다. 그리고 간에서 셀룰
로플라스민(ceruloplasmin)이라고 하는 동결합단백질로 합성되
어 몸의 각 조직으로 운반된다. 대부분은 담즙과 함께 소장으
로 분비되어 변에 섞여 배설된다.

동의 주요 기능은 철이 적혈구의 헤모글로빈 재료가 되도록
도와주는 것이다. 동이 단백질에 붙으면 단백질은 동을 몸의
구석구석까지 운반할 수 있다. 또한 동은 생활습관병의 원인이
되는 활성산소를 억제하는 항산화효소의 보효소 역할도 한다.

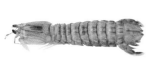
갯가재

꼴뚜기

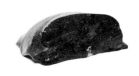
소의 간

　동을 많이 함유한 식품은 소·돼지·닭 등의 간이나 해물류이고, 식물성 식품에는 거의 들어 있지 않다. 미량 미네랄이므로 보통의 식생활에서는 부족하지 않다. 음식으로 많이 먹어도 그대로 배설되므로 과다섭취의 염려는 없다.

　그런데 동이 부족하면 전신에 산소를 운반하는 양이 적어져서 빈혈이나 현기증을 일으키기 쉬워진다. 혈관이나 뼈를 무르게 하는 작용도 있으므로, 동이 부족하면 동맥경화나 골다공증이 될 수도 있다. 여성이나 빈혈인 사람은 특히 신경 쓰자.

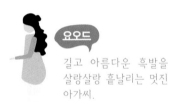

요오드

길고 아름다운 흑발을
살랑살랑 흩날리는 멋진
아가씨.

요 오 드

요오드는 머리카락을 아름답게 한다

갑상샘은 목젖 아래쪽에 있으며 갑상샘호르몬을 분비한다. '요오드(iodine, 아이오딘)'는 갑상샘호르몬의 재료로, '옥소(沃素)'라고도 한다. 성인의 체내에 약 13mg 들어 있으며, 대부분은 갑상샘에 있다. 음식에 들어 있는 요오드는 흡수력이 높다. 섭취량의 거의 전량이 체내로 흡수되어 갑상샘으로 운반되며, 거의 전량이 소변으로 배설된다.

요오드가 재료가 되고 있는 갑상샘호르몬은 전신에 있는 세포의 신진대사를 촉진하고 있다. 아름답고 살랑살랑한 머리카락을 유지하거나, 성장기 아이의 발육 · 에너지 만들기 · 체온 조절 · 뇌 · 심장 · 콩팥작용의 활성화 등을 도와준다.

그런데 다시마를 매일 계속해서 많이 먹는 등 요오드를 과

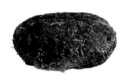

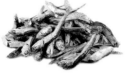

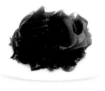

파래   멸치   미역

다섭취하면 갑상샘에 문제가 생길 수도 있다. 갑상샘기능저하나 갑상샘종이 되는 경우도 있다고 한다.

반드시 요오드의 대량섭취가 병의 원인이라고는 할 수 없지만, 갑상샘의 부기가 신경쓰인다면 의사의 진찰을 받아보자.

요오드는 해수 중에 많이 존재하기 때문에 해산물이나 어패류에 들어 있다. 머리카락에 좋다는 다시마나 미역에도 많이 들어 있다.

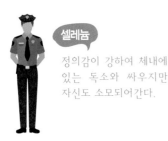

셀레늄

정의감이 강하여 체내에
있는 독소와 싸우지만
자신도 소모되어간다.

 셀레늄은 독소를 제거하여 몸을 생기있게 한다

'셀레늄(selenium, 셀렌)'이라는 말은 자주 쓰지 않지만, 세포
의 노화를 예방하는 반가운 기능을 가진 미네랄 중 하나다. 노
화의 원인이 되는 과산화효소(peroxidase)를 제거하고 글루타
티온과산화효소(glutathione peroxidase)의 구성성분이 된다. 셀
레늄은 성인의 체내에 13mg 들어 있으며, 소장 상부에서 흡
수하면 소변에 의해 배설량이 조절된다.

주름이나 백발이 늘거나 혈관이 약해져서 병에 걸렸을 때에
는 글루타티온과산화효소가 마음껏 활동하여 활성산소를 없애
고 노화를 막아준다.

한편 셀레늄은 이온·비소·카드뮴·수은 등과 대항작용
을 하면서 독소로부터 몸을 지키는 능력도 가지고 있다. 최근
에는 면역기능의 강화나 감염증·암을 막는 효과를 기대할 수

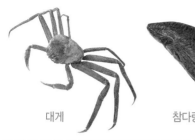
대게

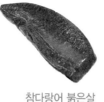
참다랑어 붉은살

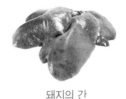
돼지의 간

있다고 하여 주목받고 있다.

셀레늄은 일반적인 식사로도 결핍증을 걱정할 필요는 없다. 식품 중에서는 단백질에 결합되어 있어서 아귀의 간, 명란젓, 가다랑어, 참다랑어, 대게와 같은 어패류, 돼지간, 계란 등에 풍부하게 들어 있다. 노화방지의 힘을 가지고 있는 비타민C나 비타민E 등을 함께 섭취하면 항산화작용 효과도 배로 늘어난다.

섭취량이 많아지는 경우는 거의 없지만, 과다섭취하면 탈모나 손톱의 변형·면역기능 저하로 이어진다. 영양제를 섭취할 때에는 주의를 기울이는 것이 좋겠다.

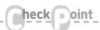

셀레늄을 과다섭취하면

토양의 셀레늄농도가 높은 지역에서는 탈모나 손톱의 변형 등 만성 셀레늄중독증상이 나타난다. 우리나라에서는 셀레늄과다증이 생길 가능성은 거의 없다.

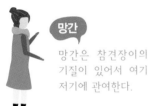

망간

망간은 참견장이의
기질이 있어서 여기
저기에 관여한다.

 망간은 애정미네랄이라고 불린다

'망간(manganese)'은 간 · 이자(췌장) · 콩팥(신장) · 머리카락
등의 체내조직이나 장기에 널리 존재하며, 특히 뼈에 많이 들
어 있는 미네랄의 일종이다. 성인의 체내에는 약 12mg 들어
있다. 발육기의 뼈성장을 도와주고, 단백질이나 DNA합성에
관여하는 효소의 보효소 역할을 한다. 성장이나 생식에도 관
여하므로 '애정미네랄'이라고 불린다.

3대 영양소를 에너지로 바꾸는 기능이나 몸의 여러 가지 대
사기능을 도와준다.

망간은 셀레늄과 마찬가지로 토양 중에 들어 있는 미네랄이
지만, 차 · 곡류 · 잣 등 종실류 외의 식물성 식품에도 많이 들
어 있다. 음식물 중의 망간은 위액의 염산에서 녹아 소장 상부

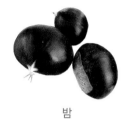
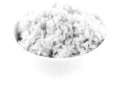
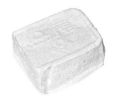

| 밤 | 밥(현미) | 두부 |

에서 흡수되지만, 그 흡수율은 수 %로 적다. 하지만 필요량도 적어서 부족에 대한 걱정은 거의 없다. 흡수된 망간은 간으로 보내져 여러 가지 효소의 보효소 역할을 하며, 대부분은 쓸개즙(담즙)이나 이자액(췌액)을 거쳐 창자관 속으로 배출된다.

망간이 결핍되면 성장저해·골격의 발육부전·생식기능장애·저콜레스테롤혈증·혈액응고단백질이상·당질이나 지질 대사이상 등이 일어난다.

반대로 과다섭취하면 신경증상이 나타나기도 한다. 엄격한 채식주의자는 주의가 필요하다.

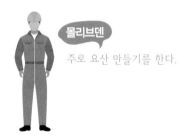

몰리브덴

주로 요산 만들기를 한다.

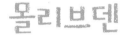

몰리브덴

 몰리브덴은 퓨린체의 분해를 돕는다

몰리브덴(molybdenum : Mo)은 많이 못 들어본 이름이지만, 성인의 체내에 약 9.3g 들어 있는 미네랄의 일종이다. 특히 간·콩팥·부신에 많이 들어 있다.

주요기능은 체내의 쓰레기 버리는 것을 돕는다. 여기서 쓰레기란 오래된 세포나 에너지의 연소찌꺼기 등이다. 간에서 그것들을 요산(uric acid)으로 바꿔주면 콩팥을 통해 소변으로 배출시킨다. 몰리브덴은 이때의 최종노폐물인 요산을 만드는 데 깊이 관여하고 있다. 그밖에도 지방이나 탄수화물의 대사를 촉진해서 에너지로 만드는 일을 돕거나, 철을 이용하기 쉽게 해서 빈혈을 예방하기도 한다.

몰리브덴은 흡수되기 쉬운 미네랄이므로 평소대로 생활하면

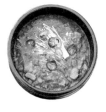
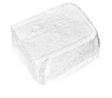
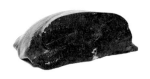

청국장   두부   소의 간

많이 들어 있는 식품

부족하거나 과다섭취할 일도 거의 없으므로 걱정하지 않아도 된다. 몰리브덴을 많이 함유하고 있는 식품은 청국장 · 두부 · 대두(콩)가공식품 · 견과류 · 소나 돼지의 간 외에 어류 · 우유 등 단백질 전반이다.

'퓨린체(purine bodies : 무색의 결정성(決定性) 화합물로, 체내에서 분해되면 요산이 된다)'라는 말은 들어본 적이 있는지? 몰리브덴은 퓨린체를 요산으로 분해해서 체외로 배출시키는 것을 돕는 기능을 한다. 퓨린체라고 하면 왠지 맛있는 느낌이 드는 이름인가? 확실히 맥주에 들어 있는 퓨린체는 맥아에서 유래된 것으로 식품으로서는 맛있는 성분이다. 하지만 퓨린체를 많이 함유하고 있는 간 · 어란 · 건어물을 좋아하는 사람, 알코올을 매일 마시는 사람은 요산의 대사능력이 떨어져 고요산혈증을 일으키므로 굉장히 아픈 통풍에 걸릴 수 있다.

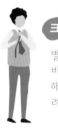

크롬

크롬

별로 튀지 않는 크롬은 비타민C를 굉장히 좋아해서 좋은 점을 보여주려고 열심히 일한다.

크롬은 혈당치와 콜레스테롤수치를 정상으로 유지시킨다

미량 미네랄인 '크롬(chromium)'은 체내에 흡수된 후 혈액 안에서 트랜스페린(transferrin)이라고 하는 당단백질과 결합·운반되어 간·콩팥·지라(비장)·뼈에 모인다. 성인의 체내에 약 1.8mg 들어 있다.

인슐린(insulin)은 혈당치를 낮추는 힘을 가진 호르몬의 일종이다. 혈당치는 혈액 중에 들어 있는 포도당의 농도를 말한다. 탄수화물(당질)은 인간에게 중요한 에너지가 되는 영양소이지만, 과다섭취하면 뚱뚱해지거나 당뇨병에 걸린다. 당뇨병환자 중에는 인슐린이 필요량만큼 분비되지 않거나 분비속도가 느린 것이 원인인 사람도 있다.

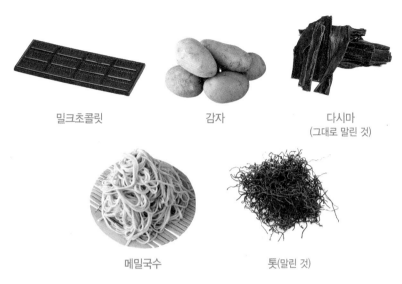

밀크초콜릿　　　감자　　　다시마
　　　　　　　　　　　　　　(그대로 말린 것)

메밀국수　　　톳(말린 것)

　크롬은 탄수화물이 너무 많이 늘어나 혈당치가 올라갔을 때 필요한 인슐린의 힘을 강하게 하기 위해 필사적으로 일하고 있다. 혈액에 콜레스테롤 등의 지질이 너무 많이 늘어났을 때에도 그 양을 줄이기 위해 노력한다.

　크롬이 부족하면 탄수화물과 지질의 대사가 원활하게 이루어지지 않게 되어 당뇨병·이상지질혈증(고지질혈증)·동맥경화 등에 걸리기 쉽다. 크롬은 소맥배아(小麥胚芽, wheat germ) 등의 곡류, 해조류, 어패류에 많이 들어 있다. 비타민C와 같이 섭취하면 흡수력이 좋아진다.

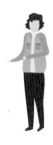

코발트

코발트는 창자 속의 세균
에 의해 비타민 B₁₂로 변신
하여 빨간 머리로 바뀐다.

📌 코발트는 창자 속에서 비타민B₁₂로 변신한다

코발트(cobalt)는 1935년 무렵에 비타민B₁₂의 구성성분으로 발견된 미네랄이다. 자석(磁石)의 원료 외에도 충치를 치료할 때 쓰이는 합금 등에 사용되는 금속이기도 하다.

미네랄인 코발트는 성인의 체내에 약 1.5mg 들어 있으며, 뼈속질(골수)에서 조혈기능에 관여하면서 적혈구를 만드는 것을 도와준다. 그 이유는 코발트가 창자속세균에 의해 비타민B₁₂로 변신하기 때문이다. 그밖에 신경기능을 정상으로 유지하는 역할도 한다.

코발트는 소의 붉은 살코기·콩팥·간, 치즈와 같은 유제품, 굴·대합, 조개 등의 동물성 식품에 많이 들어 있다. 예외

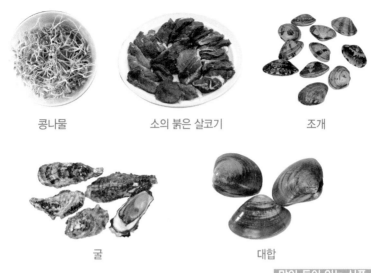

콩나물　　　　　소의 붉은 살코기　　　　조개

굴　　　　　　　　　　대합

적으로 청국장이나 콩나물 등 코발트가 들어 있는 식물성 식품도 있다. 비타민 B_{12}가 많이 들어 있는 식품에는 코발트도 많이 들어 있다고 생각하면 된다.

　너무 많이 섭취하면 불면·피로감을 초래하고, 부족하면 집중력저하·면역력저하 등을 초래하기도 한다. 악성빈혈인 사람이나 채식주의자, 고령자나 위 수술을 받는 사람은 많이 섭취하도록 신경쓰자.

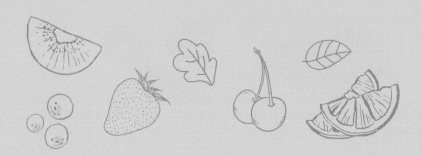

지금까지 소개해온 것은 인체에 필수인 영양소.
기능성 성분은 섭취하지 않아도 문제가 되는 것은
아니지만, 건강에 도움이 되는 여러 가지 기능이
주목 받고 있다.

4장

기능성 성분과
기타 식품의 성분

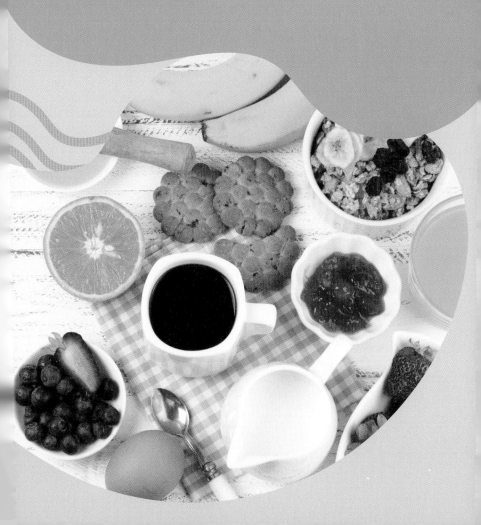

필수는 아니지만 건강에 도움을 준다.

지금까지 공부한 5대 영양소(단백질, 지방, 탄수화물, 비타민, 미네랄) 외에도 절대적으로 필요하진 않지만 건강유지나 병예방을 위해 중요한 영양성분들이 많이 존재한다. 이런 것들을 '기능성 성분(삼차기능)' 또는 '기능성 식품'이라고 한다. 좀 더 자세히 말하면 '면역계통 · 내분비계통 · 신경계통 · 순환계통 · 소화계통 등의 기능을 조절하고, 컨디션을 조정해서 병을 예방하는 효과가 인정되는 식품성분'이 기능성 성분이다.

기능성 성분으로는 제6의 영양소라고 불리는 식이섬유, 폴리페놀(polyphenol), 유산균, 키토산(keto acid), 콘드로이틴(chondroitin) 등 많은 종류가 있다.

최근 자주 듣는 '파이토케미컬(phytochemical)도 기능성 성분으로 채소 · 과일 · 곡류 · 콩류 등의 식물성 식품에 색소 · 향 · 쓴맛 · 매운맛 등의 성분으로 포함되어 있다. 그 종류는 수천 종류라고 한다. 직접적으로 생명활동의 에너지원이 되는 것은 아니지만, 항산화작용을 가지고 있는 것도 많아서 여러 가지 기능성이 주목받고 있다.

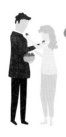

폴리페놀

활성산소로부터 몸을 지켜주기 위해 일한다. 일할 수 있는 시간이 짧아 2~3시간밖에 활약하지 못한다.

폴리페놀

폴리페놀은 항산화작용+알파의 기능을 한다

'폴리페놀(polyphenol)'은 기능성 성분의 하나로 많은 식물에 있는 색소나 쓴맛·떫은맛의 성분이 되는 화합물의 총칭이다. 무려 5,000종 이상이 있다. 폴리페놀은 색소성분인 플라보노이드(flavonoid)계와, 색소 이외의 성분인 페놀산소계로 나눠진다. 둘 다 활성산소를 소거하는 항산화작용이 있어서 젊음을 유지하는 데에는 좋은 성분이다.

그밖에도 많은 종류들이 살균작용, 여성호르몬 같은 작용, 눈의 기능개선, 알레르기억제, 혈행촉진, 간기능강화 등의 기능이 있다. 물에 녹기 쉽고 흡수되기 쉬우므로 섭취한 후 약 30분 후에는 체내에서 항산화작용을 발휘하기 시작한다.

많이 섭취해도 체내에는 거의 저장되지 않고 배출되어버린다. 즉효성은 있어도 그 효과는 2~3시간밖에 지속되지 않는다. 조금씩이라도 좋으니 매끼 섭취하는 것이 중요하다.

 색깔을 가진 폴리페놀

폴리페놀(polyphenol)은 식물의 광합성 작용에 의해 생긴 성분으로, 대부분의 식물 잎이나 줄기 등에 포함되어 있다. 색소성분인 플라보노이드계가 페놀산소계보다 종류가 많아 수천 종이 확인되고 있다. 각각에는 서로 다른 기능이 있지만, 모두 강력한 항산화작용을 가지고 있다. 모세혈관의 침투성을 향상시켜서 혈압을 안정시키고, 고혈당이 잘 되지 않게 하거나, 몸에 좋다고 여겨지는 효과를 많이 기대할 수 있다.

최근에는 평소에 듣지 못하던 영양제의 이름도 자주 거론되고 있다. 예를 들면 적~청색 색소성분인 안토시아닌(anthocyanin)은 블루베리(blue berry)나 포도 등에 많이 들어 있는데, 시각기능을 높여주므로 눈에 좋다. 무색~담황색 색소성분으로 콩의 배아부분에 많이 들어 있는 이소플라본(isoflavone)은 여성호르몬의 하나인 에스트로겐과 비슷한 기능을 가지고 있다. 갱년기장애나 골다골증예방에 좋으므로 여성에게는 필수다.

종류	많이 들어 있는 식품과 기능
나스닌 nasnin	가지껍질에 들어 있는 안토시아닌계의 보라색 성분. 항산화력이 강하며, 안정(眼精)피로 완화나 동맥경화예방 등에 도움이 된다.
케르세틴 quercetin	양파 · 시금치 · 브로콜리 등에 들어 있는 담황색 성분. LDL콜레스테롤의 산화방지, 심장병예방 등에 효과가 있다.
테아플라빈 theaflavin	홍차의 발효과정에서 만들어진 주황색 성분. 항균 · 항바이러스 · 고혈압억제 등의 기능이 있다.
루테인 lutein	감귤류나 메밀에 들어 있는 담황색 성분. 모세혈관강화 기능이 있으며, 심장병 · 동맥경화 · 고혈압을 예방한다.
커큐민 curcumin	강황(turmeric, 울금)이나 머스터드(mustard ; 서양 겨자. 또는 그 열매로 만든 조리용 겨자)에 들어 있는 노란색 성분. 간기능을 강화하고, 간염이나 간기능장애에 효과가 있다.
안토시아닌 anthocyanin	프룬(prune ; 서양 자두를 말린 것)이나 블루베리 · 감 등에 들어 있는 적~청색 성분. 혈행개선이나 시각회복 등에 효과가 있다.
게니스틴 다이제인 genistin daidzein	무색~담황색 성분. 여성호르몬인 에스트로겐과 비슷한 기능을 한다. 이소플라본의 일종으로, 대두(콩)나 대두제품에 풍부하게 들어 있다.

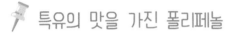

특유의 맛을 가진 폴리페놀

피곤하면 살짝 한숨을 돌리고 티타임을 갖는 것이 영양학적으로도 피로회복을 위해 정말 필요하다. 왜냐하면 차나 커피 특유의 쓴맛이나 떫은맛에는 폴리페놀이 들어 있기 때문이다.

녹차의 담황색은 카테킨(catechin)의 색으로 찻잔이나 차주 전자에 붙어서 섭취하기 어려운 앙금의 핵심이기도 하다. 찻잎을 발효시킨 홍차에는 카테킨이 결합되어 분자량이 큰 탄닌(tannin)이 함유되어 강력한 항산화작용을 한다. 커피의 쓴맛 성분인 클로로겐산(chlorogenic acid)은 위산분비를 촉진하고, 코코아에는 카카오마스폴리페놀(cacao mas polyphenol)이 함유되어 있다고 해서 화제가 되었다. 티타임을 갖고 다시 열심히 하려는 기분이 드는 것은 폴리페놀의 덕분으로 볼 수 있다.

감귤계의 쓴맛 성분은 모세혈관을 강화하고 혈중지질(주로 콜레스테롤이나 중성지방)이나 혈류 개선, 항알레르기 등의 효과가 있다. 폴리페놀은 야채나 과일껍질에 많이 들어 있다. 예부터 과일은 껍질과 알맹이 사이에 영양이 모여 있다는 말이 있는데, 틀린 말이 아니다. 잘 씻어서 껍질째 먹을 수 있는 과일은 껍질째로 먹는 게 좋다. 쓴맛 · 떫은맛 · 알싸한맛 성분인 대두사포닌, 고려인삼사포닌 등이 있다.

종류	많이 들어 있는 식품과 기능
헤스페리딘 나린게닌 curcumin naringenin	자몽 등 감귤류의 껍질에 많이 들어 있는 쓴맛 성분. 모세혈관을 강화하여 혈류개선 · 발암억제 등을 한다. 나린게닌은 오렌지나 토마토에도 들어 있다.
카카오마스폴리페놀 cacao mas polyphenol	초콜릿이나 코코아의 원료인 카카오콩에 들어 있다. 필로리(pylóri)균이나 병원성 대장균의 증식억제 · 충치예방 · 스트레스해소 등의 효과가 있다.
클로로겐산 chlorogenic acid **카페산** caffeic acid	커피 특유의 향과 색의 성분. 커피콩을 볶으면 클로로겐산이 카페산으로 분해된다. 간암 · 간경화 등의 예방효과가 있다.
생강올 ginger all	생강의 매운맛 성분인 진게롤은 가열하면 생강올로 변화한다. 진통작용, 항균, 혈행촉진작용 등이 있다.
대두사포닌 soy saponin	대두나 대두제품에 들어 있는 쓴맛이나 떫은맛 등의 성분. 강한 항산화작용이 있으며, 간기능개선 · 면역력향상 등이 있다.
카테킨 catechin	녹차에 가장 많고, 홍차 · 우롱차 등에 들어 있는 차의 떫은 맛 성분. 혈압상승억제 · 항암 · 살균 · 항알레르기작용 등이 있다.
기타 사포닌 saponin	인삼 외에 아스파라거스 · 시금치 · 우롱차 등에 들어 있다. 면역력을 높여 암을 예방하는 효과가 있다.

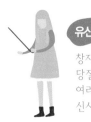

유산균

창자 속에서 일하며,
당질에 마법을 걸어
여러 가지 물질로 변
신시킨다.

유산균

 ## 유산균, 창자속세균총이란

창자는 크고, 작은창자(소장)와 큰창자(대장)로 나눠진다. 작은 창자는 샘창자(십이지장), 빈창자(공장), 돌창자(회장)로 나눠지며, 음식물을 소화흡수해서 영양을 섭취하는 중요한 장기다. 큰창자는 오름잘록창자(상행결장), 가로주름창자(횡행결장), 내림잘록창자(하행결장), 구불주름창자(S상결장), 곧창자(직장)로 나눠지고, 작은창자에서 소화 · 흡수된 음식물의 나머지 찌꺼기로부터 수분을 흡수해서 배변하기 쉽도록 변을 만든다.

개인차는 있겠지만 사람의 작은창자는 길이 6~7m, 큰창자는 1.5m이다. 큰창자는 작은창자보다 짧고 면적도 작지만 병이 생기는 곳은 큰창자 쪽이 많다. 대장암 · 대장폴립 · 대장염 · 대장카타르 등 큰창자가 붙는 병명이 많다. 큰창자는 나머지 가스와 창자 속의 세균으로 가득차 있다. 창자 속이 상쾌하지 않으면 부패가 발생해서 여러 가지 몸의 부조로 이어진다.

이때 힘을 빌려주는 것이 '유산균(젖산균)'이다. 유산균은 큰 창자 내에서 당질을 분해해서 젖산을 만들어내는 세균의 총칭이다. 유산균에는 음식물의 나머지 찌꺼기를 부패시키는 것이 아니라 발효시키는 힘이 있다. 발효식품은 잘 썩지 않고, 장기 보존이 가능하다. 식품이 발효함으로써 산성화하여 부패나 식중독을 일으키는 균의 번식을 막아주기 때문이다.

이것과 마찬가지의 역할을 창자 속에서도 하는 것이 유산균이다. 유산균의 종류는 200종 이상이며, 각각의 성질이나 모양은 가지각색이다. 비피더스균·불가리아균·야쿠르트균 등도 유산균의 일종이며, 요구르트 등에 이용되고 있으므로 친숙하게 느껴지는 이름이다. 장아찌·김치·된장이나 누룩에

Check Point

살아서 도달하지 않으면 의미가 없다?

유산균은 살아서 창자까지 도달하는 것이 좋다고 하지만, 대부분 위산 등으로 살균되어버린다. 그런데 죽은 균이라도 유익균의 먹이가 되어 창자속환경을 개선하는 역할을 한다.

도 풍부하게 들어 있다.

창자 속에는 무려 500~1000종의 세균이 항상 100조 개 이상 서식하고 있다. 사람의 체내에 들어 있는 세균의 종류와 수가 가장 많은 곳이다. 그리고 이러한 세균에는 사람에게 유용한 '유익균'과 유해한 작용을 미치는 '유해균'이 있으며, 이들 중 어떤 것이 우세한지에 따라 같은 작용을 하는 '기회주의균'이 있어 서로 일정 밸런스를 유지하는 생태계가 만들어져 있다. 이렇게 창자 속에서 형성하는 세균의 집합체를 '창자속세균총(intestinal flora, 창자속상재세균총, 장내세균총)'이라고 부른다. 이 창자속세균총의 밸런스를 잡아주는 것이 또한 유산균이다.

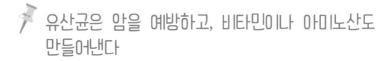

유산균은 암을 예방하고, 비타민이나 아미노산도 만들어낸다

유산균은 당질을 분해해서 젖산을 만들어내는 세균이다. 이해하기 쉽게 음식물을 예로 들면 청국장이나 요구르트 같은 발효식품은 몸에 좋다고 할 수 있다. 그런데 썩은 음식은 먹으면 배가 아파지거나, 설사를 일으키기도 한다. 이는 세균에 의해 일어난 변화인데, '발효'와 '부패'는 완전 반대다. 이것과 마찬가지로 창자 속에서도 발효시키는 균과 부패시키는 균이 서로 우세해지는지를 항상 다투고 있다. 거기서 유산균의 등장한다. 부패로 이어지는 유해균을 더해 발효촉진시킴으로써 창자속환경을 정돈시킨다.

이렇게 하면 몸에는 좋은 일이 많다. 우선 면역력이 활성화된다. 최근 전신의 면역세포 중 60~70%가 창자에 있다는 사실이 밝혀졌다. 그만큼 창자는 중요한 곳이다. 면역력이 높아지면 감기나 바이러스성 병에 잘 걸리지 않게 되며, 아토피성 피부염·화분증 등 알레르기 증상을 예방 및 완화시키고 변비 예방이나 개선에도 효과가 있다.

또한 암예방효과도 기대된다. 요즘 증가 경향에 있는 대장암은 청국장이나 된장 등 유산균이 풍부한 식품이나 식이섬유가 많은 야채를 잘 먹지 않는 서구화된 식생활이 원인 중 하나로 여겨지고 있다.

한편 유산균은 소화가 잘 안 되는 탄수화물(당질)을 분해해서 단쇄지방산(이중결합이 한 개 있는 지방산으로 초산, 낙산, 젖산 등), 비타민(비타민K, 엽산, 바이오틴 등), 아미노산(리진 등)을 만들어 영양학적으로도 크게 도움이 되고 있다. 조금씩이라도 유산균을 계속해서 섭취하여 원래부터 창자 속에 들어 있는 유익균을 늘려 창자속환경을 정돈하자!

올리고당

 올리고당은 창자속세균의 먹이가 된다

'올리고당(oligosaccharide)'은 체내의 모유성분에서 발견된 창자속환경을 정돈해주는 기능성 성분이다. 식이섬유와 함께 유산균의 먹이가 되어 유익균이 우위인 환경을 만들어준다. 변비 예방이나 개선에 효과가 있고, 뱃속 컨디션을 조정해주는 특정보건용 식품으로 인정받는다.

크게 나누면 소화성 올리고당과 난소화성 올리고당이 있다. 특히 사람의 소화효소로는 소화되지 않는 난소화성 올리고당은 에너지원이 되기 어렵다. 단맛이 있으므로 설탕 대용이 되는 유익균을 늘리고 충치예방과 같은 많은 기능이 주목받고 있다.

한편 올리고당은 창자속 세균에 의해 비타민 K · B1 · B2 · B6 · B12 · 바이오틴 · 엽산 등에 합성된다. 몸의 비타민 보급에 중요한 역할을 한다. 바나나 · 벌꿀 · 콩가루 · 고구마는 올리고당과 식이섬유를 많이 함유하고 있고, 요구르트와 같이 먹을 수 있다.

올리고당의 종류

이소말토올리고당
설탕의 30~50% 정도의 단맛이며, 감칠맛이 특징. 창자속환경 개선, 충치예방 등에 쓰인다. 방부효과가 있어서 보존식으로도 좋다.

대두올리고당
대두(콩)에 들어 있는 올리고당의 총칭. 설탕의 70~75% 정도 상쾌한 단맛이 있으며, 1g당 3kcal의 에너지가 있다.

말토올리고당
설탕과 비슷한 맛으로, 단맛은 설탕의 30% 정도. 감미료나 조리의 감칠맛을 내는 첨가제로 이용된다.

트레할로오스
trehalose
설탕의 45% 정도의 산뜻한 단맛이 있다. 단백질이나 녹말을 안정적으로 유지하는 성질이 있으며, 식품의 품질 유지나 화장품 · 의약품 등에 널리 이용된다.

비트올리고당
비트(감채) 등에 들어 있고, 라피노스(raffinose)라고도 불린다. 창자속환경을 정돈하고, 변비를 해소하는 효과가 있다.

갈락토올리고당
모유에 들어 있어 아기가 처음으로 체내에 섭취하는 올리고당. 충치예방 · 칼슘흡수촉진 등의 기능이 있다.

프락토올리고당
설탕의 30~60% 정도의 자연스러운 단맛이 나며, 1g당 칼로리는 약 2kcal. 뱃속 컨디션을 조정해주고, 칼슘흡수를 촉진하는 등의 기능이 있다.

파라티노스
설탕의 30% 정도 자연스러운 단맛이 있다. 천연 중에는 벌꿀이나 사탕수수에 들어 있으며, 혈당치의 상승이 완화되는 것이 특징. 충치를 막아주고, 당뇨병환자용 감미료로 쓰인다.

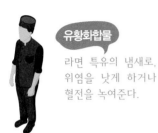

유황화합물

유황화합물

라면 특유의 냄새로,
위염을 낮게 하거나
혈전을 녹여준다.

 ## 유황냄새가 나는 것이 몸에 작용한다

마늘은 그대로도 냄새가 나지만, 자르면 더 냄새가 난다. 양파는 자를 때 눈에 스며들어 눈물이 나고, 매운맛이 있어서 자극이 된다. 이러한 독특한 냄새나 매운맛 성분이 '유황화합물'이다. 마늘·양파·파·부추 등 백합과(百合科) 채소나, 양배추·무·와사비·브로콜리 등의 유채과 채소에 들어 있다.

이름대로 유황을 함유하는 화합물로 알리신(allicin)·이소티오시아네이트(isothiocyanate) 등 몇 가지 종류가 있는데, 공통된 특징은 강력한 항산화작용이다. 활성산소를 소거하고, 암·심장병·노화의 원인을 줄여준다. 혈전을 녹이고, 혈액을 살랑살랑한 상태로 만들어줌과 동시에 LDL콜레스테롤을 줄여 동맥경화 등을 막아주는 기능도 있다.

캡사이신 · 캡시에이트

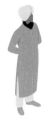

캡사이신

'원조 100배 캡사이신 (capsaicin) 카레'의 인도인 점주.

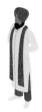

캡시에이트

'최신 캡시에이트(capsiate) 카레 매운맛 1,000분의 1'의 잘생긴 인도인 점주.

 ## 매운맛이 지방연소를 촉진한다

'캡사이신(capsaicin)'이란 주로 고추에 들어 있는 독특한 매운맛 성분이다. 그밖에도 고추기름 · 김치 · 고추장 등에 들어 있다. 고추가 듬뿍 들어간 요리를 '아~ 매워!'하면서 땀을 흘리며 먹는다. 캡사이신은 발한작용의 원인이 되는 성분으로 카로티노이드의 일종이다.

캡사이신의 구조는 '교감신경을 자극해서 아드레날린의 분비를 높인다→아드레날린이 지방세포에 작용→저장지방의 분해와 연소→에너지대사를 높인다→체온 상승→혈행이 좋아져서 땀이 난다'는 것이다. 전신의 혈류가 좋아지고, 냉증이나 어깨결림 개선, 피로회복에 도움이 되고, 다이어트에도 효과를 발휘한다. 붙이는 약 등 외용약으로는 신경통을 완화시키는 성분으로 사용되고 있다.

최근에 고추로부터 '캡시에이트(capsiate ; 맵지 않은 고추 성분)'라고 하는 매운맛이 없는 성분이 발견되었다. 구조는 캡사이신과 비슷하지만 매운맛은 캡사이신의 1,000분의 1. 지방연소나 체온상승 효과, 에너지대사를 높이는 효과가 있다. 매운맛이나 자극이 강하면 다량으로 넣지 못하지만, 이거라면 쉽게 첨가할 수 있으므로 여러 가지 응용으로 기대를 모으고 있다.

교감신경과 부교감신경

교감신경은 활동할 때나 스트레스를 느낄 때, 부교감신경은 릴랙스하고 있을 때나 휴식할 때 작용한다. 건강한 사람은 이 2가지가 균형 있게 작용한다.

그밖의 영양소

많이 들어 있는 식품
- 소의 힘줄부위고기
- 돼지 곱창
- 닭고기(날개)

콜라겐

콜라겐(collagen)은 아름다운 피부 만들기나 튼튼한 뼈를 위해 빠뜨릴 수 없다.

체내에 가장 많이 존재하는 단백질로, 전체 단백질의 30%를 차지한다. 산소나 영양을 피부에 공급한다. 콜라겐 자체에 탄력성이 있으므로 탄력있는 피부를 위해 꼭 필요하다. 골다공증 예방이나 안정피로 개선 등에도 도움이 된다.

콜라겐은 체내에서 합성되므로 콜라겐을 풍부하게 함유하고 있는 식품을 먹는다고 해서 몸에 직접 효과가 나타나는 것은 아니다. 양질의 단백질과 콜라겐 생성을 돕는 비타민C를 균형있게 섭취하는 것이 중요하다.

글루타민

많이 들어 있는 식품
- 소의 힘줄부위고기
- 돼지 곱창 - 닭고기(날개)

글루타민(glutamine)은 근육에 많이 들어 있으며, 림프구나 창자점막세포 등의 기능을 지키고 창자의 수복을 돕고 위의 작용도 향상시킨다.

소화관으로부터 세균이 침입하는 것을 막고, 면역기능의 활성화에도 도움이 되고 있다. 위의 작용을 돕는 작용이나, 알코올대사를 촉진하는 작용도 있다.

비타민 U

많이 들어 있는 식품
- 양배추

양배추에서 발견된 성분으로, 위나 창자의 점막을 수복하고 위장약으로 쓰인다.

'캐비진'이라고도 불린다. 비타민U에는 세포분열을 촉진하고, 단백질합성을 활발하게 하는 기능이 있어서 상처 난 위점막의 조직을 치료하는 기능이 있다고 알려져 있다. 과잉된 위산분비를 억제함으로써 위·십이지장궤양의 예방에 효과적이라고 하며, 다수의 위장약에 배합되고 있다.

코엔자임Q10

코엔자임(coenzyme)Q10은 비타민Q라고도 불리며, 높은 항산화력을 가지며 에너지를 생산해내기 위한 효소를 돕는 보효소이다.

비타민E에 필적하는 높은 항산화력이 있으며, 세포막의 산화를 막아 산소의 이용 효율을 높여준다. 높은 항산화력으로 의약품이나 노화방지 등 폭넓은 분야에서 이용되고 있다.

이노시톨

이노시톨(inositol)은 세포막을 구성하는 인지질 성분으로 뇌나 신경을 정상으로 유지하여 지방간을 막는다.

뇌나 신경세포에 많이 들어 있고 신경기능을 정상으로 유지하는 데 꼭 필요하다. 지방의 흐름을 원활하게 하고, 간에 지방이 쌓이지 않도록 하는 기능도 있어서 '항지방간비타민'이라고 불린다. 알코올을 일상적으로 마시는 사람은 적극적으로 섭취하면 좋다.

많이 들어 있는 식품
- 소라
- 조개
- 오징어

타우린

타우린(taurine)은 고혈압 예방이나 간기능 향상에 효과가 있다.

아미노산의 일종으로 체내에서는 간이나 근육 · 뇌 · 심장 등에 고농도로 들어 있다.

고혈압을 개선하는 작용이 있으며, 동맥경화 · 심부전 · 심장병 등도 예방한다.

또한 혈중 콜레스테롤 수치를 낮추고, 간기능을 높이는 기능도 있다.

많이 들어 있는 식품
- 귤   - 오렌지
- 살구   - 메밀

비타민 P

비타민C의 기능을 돕는 작용이 있으며, 비타민C와 함께 모세혈관을 강화해서 내출혈을 막는 기능이 있다.

모세혈관이 약하면 치아에서 피가 잘 나오게 되고, 바로 멍도 들게 된다. 그밖에도 혈압을 낮추고, 뇌출혈을 막는 등의 효과가 기대되고 있다.

많이 들어 있는 식품
- 강낭콩
- 렌즈콩
- 감자

렉틴

렉틴(lectin)은 감자나 콩류에 많이 들어 있는 단백질로, 면역기능을 높이고 감염증을 예방하는 기능이 있다.

세포의 표면에 있는 당단백질이나 당지질과 엮여 세포를 활성화시키고, 세포에 부착된 유해한 세균의 증식을 막아주거나 세포 자체의 면역력을 높여준다.

많이 들어 있는 식품
- 쌀
- 밀
- 대두

세라미드

세라미드(ceramide)는 표피의 각질층에 있으며 피부 결을 정돈하고 세균의 침입을 막는다.

피부의 보습기능을 개선하고, 외부로부터의 세균의 침입이나 수분의 증발을 막는 작용이 있으므로, 크림이나 유액 등의 화장품에 자주 이용된다.

피부에 대한 효과 이외에도 면역력의 활성화·항종양작용·신경세포의 활성화 등에 대한 효과도 있다.

핵산

핵산(nucleic acid)은 세포분열과 재생을 담당하는 성분으로 세포를 활성화시켜 암이나 치매를 예방한다.

어릴 때는 체내에서 많이 생성되지만, 나이가 들면서부터 합성되는 양이 줄어들기 때문에 식품으로부터 섭취하는 것이 바람직하다. 유전자의 수복 · 세포의 활성화 등의 기능이 있으며, 암 · 치매 · 동맥경화 등의 예방에도 효과가 있다.

레시틴

레시틴(lecithin)은 체내에서 세포막을 만드는 성분으로, 콜레스테롤을 녹이고 혈행을 개선한다.

난황 · 대두 · 정백미에 많이 들어 있다. 기름과 물 양쪽에 섞이는 성질이 있으므로 세포 내의 노폐물을 혈액에 녹여 혈행을 개선하거나, 혈관 벽에 달라붙은 콜레스테롤을 녹기 쉽게 하는 작용이 있습니다.

레시틴에는 신경전달물질을 만드는 콜린이 들어 있어 뇌기능의 활성화에도 도움이 된다.

많이 들어 있는 식품
- 우메보시
- 레몬
- 식초

구연산

구연산은 시트르산(citric acid)의 통상적인 이름으로, 식초나 감귤류의 신맛을 나타내며 피로회복 효과가 있다.

체내에서 발생한 산성물질과 결합·분해되어 에너지로 바꾸는 기능이 있다. 칼슘이나 철 등의 미네랄의 흡수를 좋게 하는 효과도 있다.

많이 들어 있는 식품
- 커피
- 차
- 초콜릿

카페인

카페인(caffeine)은 차나 커피 등에 많이 들어 있는 쓴맛성분으로 잠을 깨워줄 뿐만 아니라 비만해소효과도 있다.

뇌신경을 흥분시킴으로써 졸음을 막고 피로감을 해소하는 기능이 있다.

또한 지방분해효소의 활성을 높이는 작용도 있어 운동 전에 카페인을 섭취하면 효율적으로 지방이 연소된다. 그밖에 이뇨를 촉진하고, 소화를 촉진하는 등의 효과가 있으며 강심제로도 이용된다.

에스트로겐

많이 들어 있는 식품
- 대두(콩)

에스트로겐(estrogen)은 난소에서 분비되는 뼈나 혈관을 지키는 작용도 하는 여성 스테로이드 호르몬의 일종이다.

칼슘흡수를 촉진해서 뼈를 지키고, 혈관이나 피부의 노화를 막는 역할을 한다. 그렇기 때문에 폐경 후의 여성은 동맥경화나 골다공증이 되기 쉽다.

대두 등에 들어 있는 이소플라본은 체내에 들어가면 에스트로겐과 비슷한 작용을 하므로 갱년기장애의 완화에 도움이 된다.

스쿠알렌

많이 들어 있는 식품
- 심해상어엑기스
- 올리브유 • 면실유

스쿠알렌(squalene)은 심해상어의 간유(肝油)에 많이 들어 있는 성분으로, 건강식품이나 영양제로 시판되고 있다. 산소와 결합하기 쉬운 성질을 가지므로, 몸의 구석구석까지 산소를 운반하고, 신진대사를 활발하게 한다.

간기능의 향상이나 암에 대한 저항력을 높이는 효과도 있다. 체내에서 콜레스테롤로 바뀌어 성호르몬이나 세포막의 구성성분이 되어 몸의 기능을 정상으로 유지해준다.

셀레늄

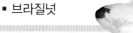

셀레늄(Selenium)은 1817년 발견된 다원자 비금속이다.

예전엔 독성물질로 알려졌으나, 지금은 적정한 미량은 생물의 활동에 꼭 필요한 미량원소로 재정의됐다. 적량(0.03~0.1mg)의 셀레늄을 섭취해야 건강을 유지할 수 있고 부족하면 빈혈이나 고혈압, 암의 원인이 되기도 한다. 적절히 섭취하면 생활습관병(성인병)을 예방할 수 있으며, 인체에 유해한 금속물질을 차단하는 효과도 있다. 셀레늄을 너무 많이 섭취하면 중독 증상을 일으켜 정신을 잃거나 죽음에 이르게 된다.

셀레늄이 많은 음식엔 주로 달걀, 닭고기, 해산물, 곡물 등과 육고기 등이 있다. 셀레늄은 토양에도 비교적 풍부한 편이므로 땅에서 나는 채소와 곡물도 재배지에 따라 셀레늄이 풍부하다. 한 마디로 음식을 골고루 먹으면 셀레늄 부족을 걱정할 필요는 없다.

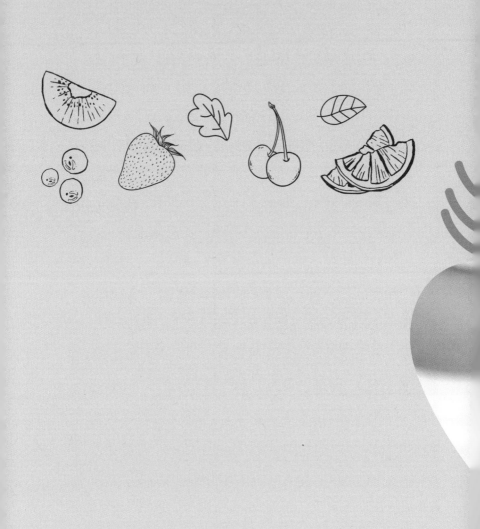

5장

뜨고 있는 자연식품 바로 알기

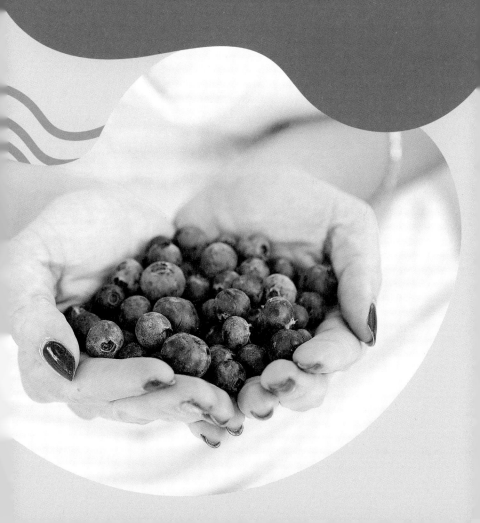

노화를 잡는 부활의 열매, 석류

석류는 지름 6~8cm의 둥근 과실로 겉은 약간 반질반질한 느낌이지만, 속은 물방울 모양의 작은 종자들이 잔뜩 붙어 있다. 잘 익은 석류일수록 어둡고 붉은 빛을 띤다. 먹을 수 있는 부분은 약 20% 정도로, 과육은 새콤달콤한 맛이 나고 껍질은 약으로 사용한다.

원산지는 서아시아와 인도 서북부 지역이며, 우리나라에는 고려 초기 중국에서 들어온 것으로 추정된다. 과실 안에 들어 있는 수많은 종자로 인해 동·서양을 막론하고 다산과 풍요의 과실로 알려져, 포도와 더불어 자손을 많은 낳기를 기원하는 기복의 상징으로도 쓰였다.

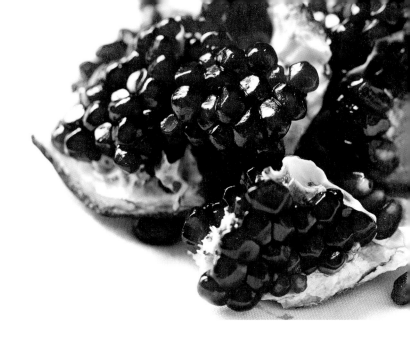

　씨앗을 싸고 있는 막에는 여성호르몬인 천연 에스트로겐 성분이 함유되어 있어 여성들에게 좋은 식품으로 알려져 있지만, 성별과 관계없이 남녀노소 모두에게 좋은 식품이다.

　여성들의 생리불순에 효과가 있고, 항산화 물질이 포함되어 있어 혈액순환에 도움을 준다. 열매와 껍질 모두 고혈압·동맥경화 등 심혈관계통 질환 예방에 도움을 준다.

　비타민 C, 비타민 K가 풍부하게 함유되어 있고, 무기질도 다량 함유하고 있어 피부미용과 혈관건강에 이로운 식품이다. 하지만 탄닌(tannin) 성분이 들어 있어 많이 섭취하면 변비가 올 수 있고, 신장(콩팥)에 무리를 줄 수 있으니 적당량을 섭취하는 것이 좋다.

브라질넛

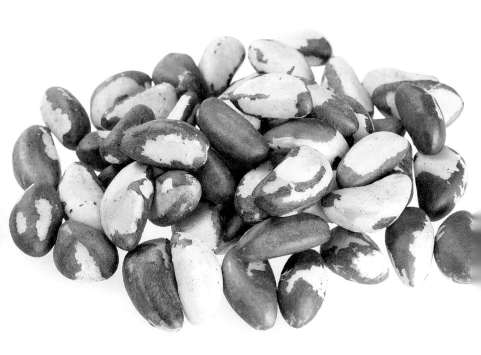

브라질넛(brazil nut)은 일종의 견과류로 브라질 · 볼리비아 · 페루 등지에서 생산되는데, 아마존 북부 지역의 생산량이 제일 많다.

브라질넛 한 알에 함유된 칼로리는 약 24kcal 정도로 다른 견과류에 비해 높지만 탄수화물은 낮은 편이다.

셀레늄은 물론 글루타치온 함량이 높아 항산화효과가 뛰어나며 면역력 향상에도 도움이 된다. 오메가3도 풍부하여 심혈관계통질환에 좋으며, 비타민 · 단백질 · 칼슘, 마그네슘 등의 영양소도 풍부하여 노화방지 및 피부미용에 좋다.

브라질넛의 셀레늄 및 엘라그산 성분은 항염증 작용을 하며, 아연은 염증을 줄이고 독소를 배출하는 효과가 있다.

브라질넛에는 식이섬유가 풍부하게 들어 있어서 소화기를 튼튼하게 하고, 각종 소화기계통질환을 예방하는 효과가 있다.

셀레늄 함량이 매우 높은 편으로 한 알당 77μg 정도의 셀레늄이 함유되어 있다. 성인의 1일 셀레늄 권장량은 50~200μg 정도이므로, 하루에 2알 정도의 브라질넛을 먹으면 셀레늄 일일 권장량이 충족된다. 이보다 많은 양을 섭취하면 셀레늄 중독증상이 올 수 있다.

아로니아

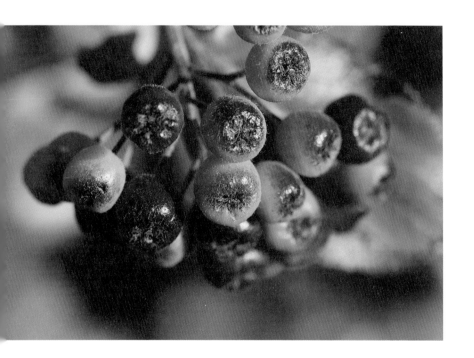

아로니아(aronia)는 장미목의 나무에서 열리는 작은 과일로 베리류의 열매 중에서 안토시아닌 함량이 가장 많다. 원산지는 북아메리카 동부 지역으로 아메리카 원주민들의 겨울식량으로 쓰였다.

현재 아로니아 생산량의 90%를 폴란드가 차지하고 있고, 기후가 비슷한 우리나라에서는 충북 단양군, 경기도 양주시에서 재배가 이루어지고 있다.

아로니아에는 안토시아닌, 폴리페놀, 카테킨, 클로로겐산, 탄닌 등이 많이 함유되어 있다. 이 떫은 맛을 내는 성분들이 대체로 항산화 물질로, 항암효과가 뛰어나며 당뇨병 예방, 체중 감량, 지방간 질병 개선, 염증 완화, 이뇨 작용, 눈 피로 해소 등의 효과가 있다. 또한 콜레스테롤 수치를 낮춰주어 심혈관계통질환과 뇌졸중 예방에도 도움이 된다. 아로니아 100g당 안토시아닌은 1,480mg이나 함유하고 있는데, 이는 라즈베리(92mg)나 블루베리(386mg)보다 훨씬 높은 수치이다.

떫은 맛이 강하기 때문에 믹서로 갈아서 우유와 꿀을 섞어서 먹거나, 요거트에 넣어 먹는 것이 좋고, 청으로 만들어 먹어도 좋다. 생과의 경우 냉장실에서 4~5일 숙성시키면 떫은 맛이 덜해진다.

2013년부터 각종 미디어를 통해 아로니아가 슈퍼 푸드, 다이어트 식품으로 광고되면서 큰 인기를 끌었고, 그 결과 공급 과잉이 일어나기도 했다. 영양이 풍부한 것은 사실이지만 아로니아 역시 과일 중의 하나일 뿐이므로, 다양한 과일과 채소를 골고루 섭취하면서 운동을 병행하는 것이 가장 좋다.

블루베리

블루베리(blueberry)는 진달래과의 식물 열매로 검은색에 가까운 짙은 남보라색의 과일이다. 원래 북아메리카를 비롯한 북반구 전역에 분포하는 식물이다. 주로 미국에서 수입하지만, 2010년 이후 전북 정읍, 경기도 평택, 강원도 화천 등지에서 재배가 이루어지고 있다.

블루베리에는 안토시안이 많이 함유되어 있고 100g당 식이섬유가 4.5g이 들어 있으며, 칼슘·철·망간 등의 무기질이 많이 함유되어 있다. 안토시아닌 등 항산화 물질이 포함되어 노화방지·치매예방·면역력 증가 등의 효과가 있다. 비타민 K와 비타민 C가 다량 함유되어 있다.

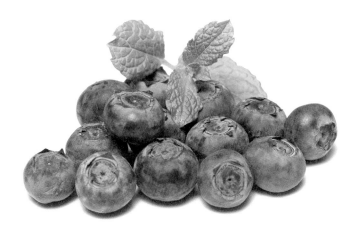

　블루베리 색소를 연구한 결과 눈 망막의 로돕신 재합성 활성화 촉진, 모세혈관 보호, 항산화 작용, 항궤양 및 항염증 작용, 정장(整腸) 작용 등이 있다는 것이 확인되었다. 현대인들에게 흔한 '눈의 스트레스'를 완화시켜 주는 효과가 있다.

　그냥 생과를 먹을 수도 있지만, 요거트나 우유와 함께 갈아서 먹기도 하고, 잼이나 청으로 만들어 빵이나 과자 등과 곁들이거나, 물이나 탄산수에 타서 에이드 형태로 마셔도 좋다. 제과제빵이나 아이스크림 제품의 토핑으로도 많이 쓰인다.

노니

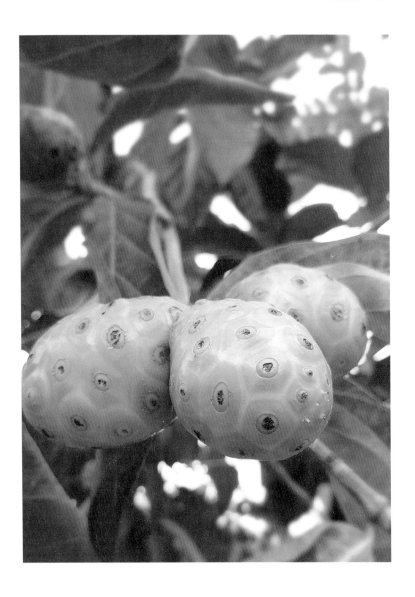

노니(noni)는 동남아의 베트남, 동말레이시아, 태평양의 하와이, 타이티가 주산지인 과일이다. 20가지가 넘는 항산화물질을 포함하고 있어 건강보조식품의 대명사로 홈쇼핑에서 자주 판매된다. 프로제로닌, 산화질소, 질산염, 이리도이드, 스코폴레틴, 담나칸탈 등 다양한 성분을 함유하고 있다.

과일 그 자체로는 악취가 심해 그대로 섭취하지 못하고, 착즙 진액 상태로 복용하거나 설탕을 넣어 발효시킨 청으로 섭취한다. 또한 자연적으로 건조시킨 노니를 분말로 만들거나 동결건조된 분말로 수입하기도 한다.

노니에는 혈관 내 염증을 막는 파이토케미컬 성분이 많아 항염 효과가 있는 것으로 알려져 있다. 또 노니의 열매와 뿌리에 들어 있는 강력한 항산화물질인 담나칸탈은 암세포의 생성과 증식 억제에 중요한 역할을 한다.

하지만 광고에서 이야기하는 것처럼 만능의 건강식품이라고 증명된 사실은 없으므로 과대광고에 속는 일은 없어야 할 것이다. 또한 칼륨이 많이 함유되어 있어 장복하면 간에 무리를 줄 수 있으므로 임산부는 섭취해서는 안 된다.

강황

　강황은 생강과에 속하는 여러해살이풀로 남아시아의 토종 식물이다. 카레 등에 넣는 향신료로, 겨자향과 같은 매운 맛이 있어 다양한 음식의 양념으로 사용된다.

　강황의 노란색은 커큐민이라고 하는 알칼로이드 성분 때문인데, 최근에는 커큐민의 항산화작용이 발견되어 간 해독에 효과가 있는 것으로 밝혀졌다. 그래서 숙취해소제의 원료로 사용되기도 한다. 또한 커큐민의 효능 중 항염증 작용도 있으므로 운동으로 인한 부상·관절염·근육통 완화에 효과가 있고, 위질환·암 치료와 예방에도 도움이 된다고 한다.

　보통 뿌리줄기를 가루로 내어 쓰거나, 뿌리줄기를 그대로 쓰기도 한다. 생강과 먼 친척뻘 되기 때문에 특유의 알싸한 향과 맛이 있어서, 통으로 절임을 만들어 먹기도 한다.

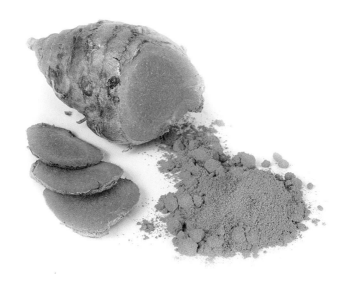

최근 들어 한국과 일본·동아시아 등지에서 커리 열풍으로 인해 커리의 재료로 들어가는 강황에 대해 주목하고 있고, 근육통·관절통·치매 예방에도 효과가 있다고 하여 각광을 받고 있는 식품이다.

브로콜리

브로콜리(broccoli)는 양배추의 일종인 녹색 채소로 우리가 먹는 것은 어린 꽃 부분이다. 20세기 후반까지 우리나라 식탁에서는 낯선 채소였지만, 웰빙 열풍과 함께 미디어에서 건강에 좋은 식품으로 소개한 후 우리나라 사람들도 자주 먹게 되었다. 서양에서는 샐러드, 수프, 스튜 등에 기본적으로 사용하는 흔한 채소이다.

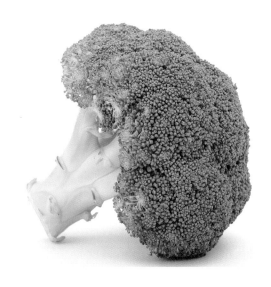

삶거나 데치면 양배추처럼 달달한 맛이 난다. 그래도 그냥 먹으면 좀 심심한 맛이 나므로 쌈장이나 초고추장 등에 찍어 먹으면 좋다. 하지만 지나치게 삶으면 영양소가 다 파괴되고 흐물흐물해져서 식감도 떨어지므로 가볍게 데치는 정도로 하는 것이 좋다. 물에 넣고 가열하기 보다는 찌거나 전자레인지를 이용하는 것이 비타민 C·엽산 등의 영양소 파괴를 줄일 수 있다. 줄기의 영양기가 송이보다 높고 식이섬유의 함량이 높으므로 버리지 말고 먹는 것이 좋다.

녹황색 채소들과 마찬가지로 영양가가 풍부하다. 100g당 비타민 E 함량은 매우 우수하고 베타(β)카로틴이나 비타민 A도 시금치나 상추 다음으로 많다. 비타민 C가 레몬의 2배, 감자의 7배나 많으며, 칼슘·엽산도 풍부해 임산부와 어린아이 성장에 좋다. 100g당 28kcal로 칼로리가 낮은 데다가 식이섬유가 풍부해서 포만감을 쉽게 느낄 수 있어 다이어트에도 아주 좋은 식품이다. 최근에는 치매예방과 치료에 효과가 있다는 연구결과가 발표되었다.

구입 시 송이가 단단하면서 가운데가 볼록 솟고, 잘라낸 줄기 단면에 싱싱한 것을 골라야 한다. 또한 꽃이 핀 것은 맛과 영양이 떨어지므로 꽃 피기 전의 것을 선택한다.

양파

파와 비슷한 종의 채소로, 서양에서 들어온 파라는 뜻으로 양파라고 부른다. 우리나라에서는 16세기 무렵부터 먹기 시작한 것으로 보인다. 매운맛과 단맛이 있는 식재료로 찌개·볶음·샐러드 등 다양한 요리에 활용된다.

양파가 성숙해지면 포도당의 양이 증가하여 단맛이 강해진다. 양파를 익히면 단맛이 더욱 강해진다. 그것은 양파의 매운맛을 내는 성분인 프로필 알릴 다이설파이드, 알릴 설파이드 등이 열을 받으면 대부분 기화하고 나머지는 분해되어 설탕 단맛의 50~60배를 내는 프로필메르캅탄을 형성하기 때문이다. 설탕처럼 강한 단맛이 아니라 은은한 단맛을 내며, 특유의 향이 있기 때문에 고기 요리와도 잘 어울린다. 양파는 수분이 전체의 90%를 차지하지만, 단백질·탄수화물·비타민 C·칼슘·인·철 등의 영양소가 다량 함유되어 있다.

양파는 고혈압을 예방하고, 황화 아릴 성분이 체내에 들어가면 알리신으로 변하기 때문에 신진대사를 촉진하여 혈액순환이 좋아져 위기능을 좋게 한다. 그리고 혈액 속 콜레스테롤을 저하시켜 심장병 같은 성인병 예방 효과도 있으며, 피로 해소에도 좋은 강장식품이다. 양파에 있는 '이소티오시아네이트' 성분은 식도, 간, 대장, 위의 암발생을 억제하며, '케르세틴' 성분 역시 체내의 발암물질 전이를 막아줘 항암에 효과가 있다고 한다. 또한 양파에는 술을 마실 때 소모되는 비타민 B1의 흡수를 돕고 간의 지방분해를 돕는 글루타싸이온이라는 물질이 다량 함유되어 있어 숙취를 해소하는 데에도 효과적이다.

양파에는 뼈와 성장에 도움이 되는 칼슘이 상당히 들어 있고, 칼륨 또한 많이 함유되어 있어서, 신장(콩팥)이 약하거나 신장질환이 있는 사람은 섭취에 주의해야 한다. 다량을 복용하면 속쓰림 현상이 발생할 수 있으므로 적정량을 섭취해야 한다.

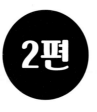

2편

음식의 궁합

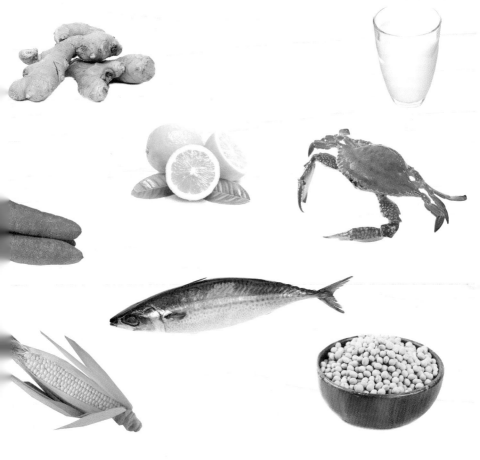

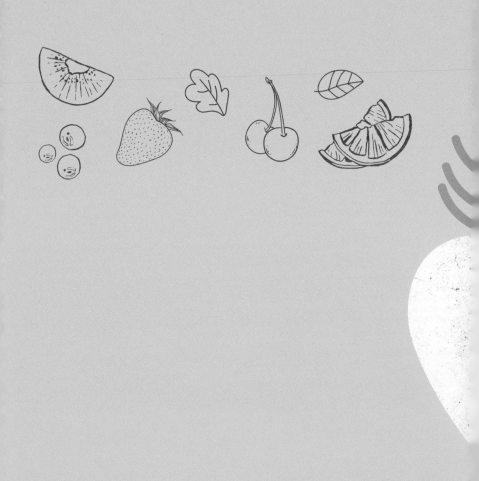

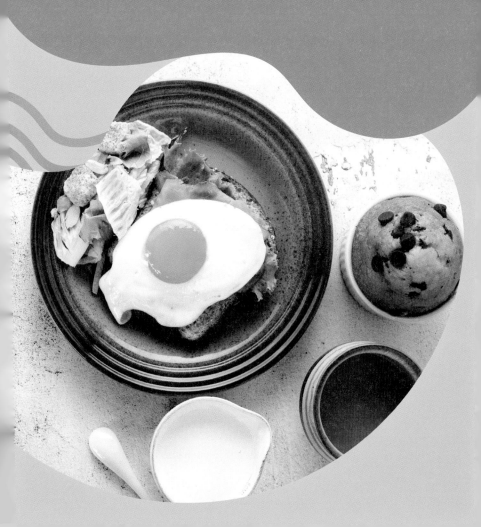

1장

함께 섭취하면 좋은 음식

우리가 먹는 음식은 위생상태가 좋고, 유익한 영양성분과 적당한 함량을 가지고 있어야 한다.

현실적으로 우리가 필요로 하는 영양성분이 한 가지 식품에 모두 들어 있지 않다. 이 때문에 여러 가지 식품을 먹게 되는 것이다. 그런데 모든 식품을 닥치는 대로 먹을 수는 없지 않은가.

어떤 식품들을 함께 먹으면 따로 먹는 것보다 더 큰 시너지가 있는 반면, 어떤 식품들은 오히려 부정적인 효과가 있는 경우가 있다. 전자는 궁합이 맞는 음식(함께 섭취하면 좋은 음식)이라 하고, 후자는 궁합이 맞지 않는 음식(함께 섭취하면 안 좋은 음식)이라고 할 수 있다.

과거에는 음식을 먹는 목적이 단지 허기를 면하는 데 있었다. 그러나 오늘날 농·어업의 획기적인 발달로 식량을 구하기 쉬워져 맛있는 음식을 골라먹는 시대로 바뀌었다. 맛있는 음식을 골라 먹다보니 비만증·고혈압·심장병·당뇨병 등과 같은 생활습관병이 만연하게 되었다.

여기에서는 우리가 먹는 음식의 성분과 다른 음식과의 상호작용을 살펴봄으로써 궁합이 맞는 음식을 예시한다.

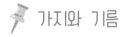# 가지와 기름

	가지	기름(참기름, 들기름)
영양성분	수분, 단백질, 지질, 회분, 탄수화물, 식이섬유, 지방산 등	수분, 지질, 탄수화물(당질), 회분, 지방산 등
특징	가지는 고운 보라색의 채소로, 안토시안계의 나스닌(자주색)과 히아신(적갈색)이 주성분이다. 나스닌은 콜레스테롤 수치를 낮추고 동맥경화와 같은 순환계통질병 등의 성인병 예방효과가 있다. 가지에는 모세혈관을 강화시키는 비타민 P가 들어 있어 고혈압에도 효과가 있다고 한다. 고운 색깔은 시각을 통해 중추신경계통을 자극해서 침이 많이 나게 하여 식욕을 돋구기도 한다.	참기름은 참깨를 볶아 압착하여 짜낸 기름으로, 고소한 향기가 있다. 불포화지방산이 80%를 이루며, 천연 항산화제인 세사몰·세사몰린 등이 들어 있는 건강식품이다. 한편 들기름은 들깨로 짠 기름으로, 오메가-3 지방산을 약 60% 함유하고 있지만, 쉽게 산패하여 저장성이 떨어진다. 이를 개선하려면 색이 짙은 병에 담아 냉장보관하거나 참기름과 반씩 섞어 사용한다.

　가지는 영양분이 적은 식품이지만 기름을 잘 흡수하므로 튀김용 재료로 매우 좋은 식품이다. 가지나물에 참기름을 섞으면 맛뿐만 아니라 영양공급도 쉽게 하고, 기름의 소화흡수율을 향상시킨다. 최근 연구에 의하면 가지에는 항암효과를 가진 성분도 있다고 한다.

📌 감자와 치즈

	감자	치즈
영양성분	수분, 단백질, 지질, 회분, 탄수화물, 식이섬유, 지방산 등	수분, 단백질, 지질, 회분, 탄수화물, 지방산, 콜레스테롤 등
특징	독일에서는 감자를 채소의 왕이라고 한다. 감자는 맛이 담백하고 조리법도 다양하여 계속해서 먹어도 싫증이 나지 않는다. 프랑스인들은 튀긴 감자를, 영국과 북유럽인들은 삶은 감자를 좋아하고, 미국인들은 다양하게 요리하여 먹는다. 고기요리의 대명사인 스테이크에는 꼭 구운 감자를 곁들인다.	치즈는 우유나 양젖에 유산균과 응유효소인 렌넷을 섞어 굳힌 발효식품이다. 치즈만큼 종류가 많은 식품도 없다. 맛과 향이 다른 것만 해도 약 2천 종이며, 그중 이름이 붙여진 것만 해도 6백 종이다. 치즈는 단백질과 지방이 각각 20~30% 들어 있는 고열량식품이지만 소화가 잘되는 특징이 있다.

감자는 찌거나 삶아서 버터나 소금에 찍어 먹어도 좋지만, 성분상으로 부족한 단백질과 지방을 보완하면서 맛있게 먹는 방법은 독일인들이 개발한 크네델(knedel)과 같이 먹는 것이다. 크네델은 감자를 으깨거나 튀겨 야구공 크기의 덩어리로 만든 독일식 김치이다. 치즈가 숙성 발효되는 동안 단백질이 분해되고 소화성도 향상되며, 술안주로 먹으면 숙취와 악취를 예방한다.

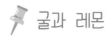 굴과 레몬

	굴	레몬
영양성분	수분, 단백질, 지방, 회분, 탄수화물, 글리코겐, 무기질, 비타민 등	수분, 단백질, 지방, 회분, 탄수화물, 식이섬유, 비타민 C, 구연산, 칼륨, 칼슘 등
특징	굴은 어패류 중에서 가장 이상적인 영양소를 가진 식품이다. 굴은 날것으로 먹을 때 가장 진미를 느낄 수 있다. 생굴에 레몬을 곁들여 먹는 프랑스 요리가 전 세계적으로 널리 애용되고 있다.	레몬에는 구연산이 많아 새콤하며 산도 pH가 3~4 정도 된다. 이런 산성 조건 때문에 레몬에는 부패세균의 번식환경이 나빠 잘 자라지 못한다.

굴에는 수분 · 무기질 · 비타민 등이 골고루 들어 있어 세균이 번식하기 쉽고, 또 자가분해효소(스스로 분해하는 기능이 있는 효소)가 많아 시간이 지나면 성분 변화를 일으켜 탄력이 떨어져 축 처진다. 그런데 레몬에는 이러한 굴의 단점을 보완하는 탁월한 효과가 있다.

또한 레몬에 들어 있는 아스코르빈산은 철분의 창자 속 흡수를 도와주므로 굴을 먹을 때 같이 먹으면 빈혈치료 효과가 커진다.

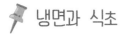 냉면과 식초

	냉면(메밀)	(감)식초
영양성분	수분, 단백질, 지방, 회분, 탄수화물, 식이섬유, 지방산, 루틴 등	수분, 단백질, 회분, 탄수화물 등
특징	메밀은 변비와 고혈압에 좋은 식품이다. 또한 메밀에는 모세혈관을 튼튼하게 하는 비타민 P의 한 가지인 루틴이 들어 있다. 이것은 고혈압, 동맥경화, 궤양성질환, 동상, 치질, 감기 등에 효과가 인정되고 있다.	독특한 신맛을 가진 식초는 중요한 조미료이다. 식초는 뛰어난 피로회복제임과 동시에 소화·흡수 영양분을 에너지로 바꾸는 역할도 한다. 또 식욕이 없을 때 식초를 친 음식을 먹으면 식욕이 되살아나기도 한다.

냉면을 먹을 때 식초가 빠지면 냉면 특유의 상큼한 맛을 느낄 수 없다.

냉면과 식초는 미각적인 조화, 영양, 위생의 세 가지를 모두 충족시키는 궁합이 맞는 음식이다. 또한 세균이 많아서 식중독 위험성이 있는 냉면에 식초를 타서 먹으면 식중독을 예방할 수도 있다.

📌 닭고기와 인삼

	닭고기	인삼
영양성분	수분, 단백질, 지방, 회분, 철, 비타민A 등	수분, 단백질, 지방, 회분, 탄수화물, 20여 종의 사포닌
특징	닭고기는 매우 뛰어난 고단백 식품으로, 그중 영계가 가장 좋다고 한다. 닭은 생후 6개월이면 알을 낳는데, 알을 낳기 전의 어린 닭이 영계. 5~7개월된 닭의 영양가가 가장 높다. 너무 어리거나 늙은 닭은 고기가 질기고 영양가도 떨어진다.	"인삼의 약효는 체내의 5장을 보하며 정신을 안정시킨다. 오래 복용하면 몸이 가볍게 되어 수명이 길어진다."《신농본초경》 인삼은 중국의 삼칠인삼, 일본의 죽절인삼, 미국의 아메리카인삼, 히말라야인삼 등이 있다. 그중 건강식품과 약용에는 우리나라의 고려인삼을 최고로 친다.

과학적으로 증명된 인삼의 약효는 스트레스, 피로, 우울증, 심부전, 고혈압, 동맥경화증, 빈혈증, 당뇨병, 궤양 등에 효과가 있다. 또한 암세포의 증식을 막는 항암작용도 있다고 한다.

이러한 인삼의 효능과 찹쌀 · 밤 · 대추 등의 유효성분이 어울려진 삼계탕은 영양의 밸런스를 이루는 뛰어난 스태미너식이다.

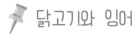 닭고기와 잉어

	닭고기	잉어
영양성분	수분, 단백질, 지방, 회분, 철, 비타민A 등	수분, 단백질, 지방, 칼슘과 철분 등의 무기질, 회분, 탄수화물, 비타민B
특징	인류가 이용해 온 역사가 가장 오래된 육류가 닭고기이다. 닭고기는 섬유가 가늘고 연하며, 소고기처럼 지방이 근육에 섞여 있지 않아서 맛이 담백하고 소화·흡수가 잘 된다. 특히 생후 6개월 이전의 닭이 지방이 많고 껍질이 연하며 맛이 좋다.	물고기의 왕인 잉어는 번식력이 강하고 아무것이나 잘 먹고 성장이 빠르다. 왕성한 생명력을 가지고 있어 그 피를 마시면 폐렴에 좋고, 살은 정력을 증진시킨다. 황금색 잉어는 맛이 좋고, 큰 것은 1m 이상되는 것도 있다. 12월부터 다음해 3월까지가 가장 맛있고 영양도 많다.

실존하지 않는 전설적인 동물인 용(잉어에 해당)과 봉(닭에 해당)의 이름을 딴 음식이 '용봉탕'이다. 닭대신 자라를 쓰기도 한다.

잉어와 닭은 고단백식품인 점이 비슷하여 용봉탕은 궁합이 별로 안 맞는 음식으로 생각하기 쉽다. 그러나 잉어와 닭을 같이 먹으면 아미노산의 상승효과가 크고, 콜레스테롤을 감소시키는 효과도 있다.

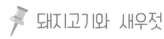 돼지고기와 새우젓

	돼지고기	새우젓
영양성분	단백질, 지방, 무기질, 칼슘, 인, 철, 비타민 B, 비타민 B_1, 비타민 B_2, 나이아신 등	베타카로틴, 니아신, 나트륨, 단백질, 당질, 레티놀, 비타민 A · B_1 · B_2 · B_6 · C · E · 식이섬유, 칼슘, 칼륨, 회분 등
특징	돼지고기는 부위별로 맛도 다르고 성분도 다르다. 돼지고기에는 다른 고기보다 지방함량이 많고, 그 질도 우수하다. 반면 녹는 온도는 33~46℃로 소기름의 40~50℃보다 낮다. 따라서 돼지기름은 혀에 닿는 촉감이 부드럽고 맛도 좋다. 낮은 온도에서 녹기 때문에 소화·흡수도 잘 된다.	새우젓은 5월 담그면 오젓, 6월에 담근 것은 육젓이다. 가을 새우로 담그면 추젓, 겨울 새우로 담근 것은 동백젓이다. 새우젓은 발효되는 동안 많은 양의 프로테아제가 생성되므로 소화제 역할도 한다.

기름진 돼지고기에 짭짤한 새우젓을 곁들이면 고기맛도 좋아지고, 소화도 잘 된다. 특히 새우젓에는 강력한 지방분해효소인 프로테아제와 라파제가 들어 있어 돼지고기를 소화시키는 데 도움을 준다.

📌 두부와 미역

	두부(콩)	미역
영양성분	수분, 단백질, 지방, 회분, 탄수화물, 지방산 등	수분, 단백질, 지방, 탄수화물, 식이섬유, 회분, 칼슘, 비타민A·B_1·B_2·C, 나이아신 등
특징	콩을 밭에서 나는 고기라고 할만큼 영양가가 풍부하다. 두부는 소화율이 95% 이상이며, 어떤 조미료와도 잘 어울린다. 두부를 만들 때 거품이 많이 나는 것은 콩에 들어 있는 사포닌 때문이다.	미역은 강한 알칼리성 식품이어서 2.2g으로 쌀 140g의 산도를 중화시킨다. 고기·생선·달걀 등의 산성식품을 먹을 때에도 미역이 효율적으로 중화시킨다. 미역의 소화율은 단백질 64%, 지방 60%, 당질 92%, 섬유 37%이다.

콩이 영양식품이지만 콩제품을 먹을 때에는 요오드를 보충해주는 식품을 곁들여야 한다. 콩에 들어 있는 사포닌은 이로운 점도 많으나, 지나치게 많이 섭취하면 갑상샘을 구성하는 요오드가 빠져 나간다. 따라서 요오드가 가장 많이 포함된 미역·김 등의 해조류를 함께 섭취하면 도움이 된다.

산후와 생일날 하면 으레 미역국을 연상할 만큼 우리와 친숙한 것이 미역이다. 특히 산후에 미역국을 먹으면 칼슘과 요오드 공급뿐만 아니라, 산후에 걸리기 쉬운 변비도 예방해준다.

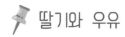 딸기와 우유

	딸기	우유
영양성분	수분, 단백질, 지방, 회분, 비타민C, 탄수화물 등	수분, 단백질, 지질, 회분, 비타민 B, 탄수화물, 아미노산, 칼슘, 지방산 등
특징	알칼리성 식품인 딸기는 과실 중에서 비타민C가 가장 많이 들어 있다. 그러나 단백질과 지방은 부족하다. 딸기는 신경통이나 류마티스에 특효가 있다고 한다. 건강 장수자들의 식생활을 조사한 결과 유기산이 많이 포함된 식품을 많이 먹었다고 한다. 발효유인 요구르트에는 유산(젖산)이, 각종 과실에는 구연산·주석산·사과산 등이 들어 있다.	인류가 먹는 식품 중 가장 안전한 단일식품이 우유다. 식품의 영양가는 그 식품이 어떤 영양원을, 얼마만큼 쉽게 소화·흡수하는지에 따라 그 가치를 판단하는데, 우유에는 여러 영양소가 골고루 들어 있어 완전식품이라고 한다. 우유에는 양질의 단백질·비타민 B·칼슘 등이 많이 들어 있어 소화·흡수가 잘 되는 대표적인 식품이다.

딸기에는 단백질과 지방이 조금밖에 들어 있지 않아서 딸기와 우유를 같이 먹으면 딸기의 자극적인 신맛을 중화시키므로 먹기 쉬워진다. 딸기에 우유를 섞으면 한꺼번에 많은 양을 먹을 수 없어 소화효소의 활동을 도와준다. 따라서 우유나 딸기는 따로따로 먹지 말고 섞어서 먹으면 소화흡수율이 훨씬 향상된다.

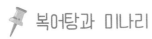 복어탕과 미나리

	복어	미나리
영양성분	수분, 단백질, 지방, 탄수화물, 회분, 칼슘, 인, 철, 나트륨, 칼륨, 비타민 B_1, 비타민 B_2, 나이아신 등	수분, 단백질, 지방, 회분, 탄수화물, 칼슘, 칼륨, 철, 비타민 A·B·C 등
특징	전 세계적으로 100종이 넘는 복어가 있으나, 우리나라에서는 가시복·메리복·밀복·흰점복 등 18종이 있다. 복어의 살은 기름기가 없으면서 백옥처럼 흰 반투명체이다. 복어는 칼로리가 낮기 때문에 비만인 사람과 당뇨병이나 간질환자의 식이요법으로 좋다. 또한 지방이 적고 양질의 단백질이 많아 해장국으로도 인기가 높다.	미나리는 피를 맑게 하고 혈압강하·해열·해독·일사병 등에 효과가 있다.\n또한 식욕을 돋우어주고 장의 활동을 활발하게 하여 변비를 없애기도 한다.

복어탕을 끓을 때 미나리를 같이 넣으면 맛의 조화뿐만 아니라 해독효과도 어느 정도 기대할 수 있다. 또한 미나리에 들어 있는 여러 성분이 신진대사를 촉진시켜 저항력을 향상시켜주므로 복어와 미나리는 궁합이 잘 맞는 식품이라 할 수 있다.

📌 불고기와 들깻잎

	불고기(소 살코기)	들깻잎
영양성분	수분, 단백질, 지방, 회분, 탄수화물(당질), 칼슘, 인, 철분, 비타민 A, 비타민 B, 비타민 B_1, 비타민 B_2, 나이아신 등	수분, 단백질, 지방, 탄수화물(당질), 식이섬유, 회분, 칼슘, 철분, 엽록소, 비타민 A, 비타민 C 등
특징	주성분은 단백질. 칼슘과 비타민 A는 매우 적고, 비타민 C는 전혀 없음.	칼슘과 철분, 비타민 A, 비타민 C가 많음.

소고기의 단백질에는 성장에 필요한 모든 필수아미노산이 골고루 들어 있지만, 소고기의 지방에는 스테아르산이나 팔미트산처럼 융점이 높은 고급 포화지방산이 많아 소화·흡수가 나쁘다.

들깻잎에는 소고기에 적은 칼슘 등의 무기질과 비타민 A와 비타민 C 및 식욕부진·변비·설사 등 위기능장애에 효과가 큰 엽록소가 들어 있다.

불고기를 먹을 때 들깻잎을 같이 먹으면 암발생을 예방하고, 혈액을 정화시키고, 조혈기능에 도움을 준다.

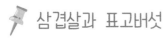
삼겹살과 표고버섯

	돼지고기	표고버섯
영양성분	수분, 단백질, 지방, 회분, 무기질, 칼슘, 인, 철, 비타민 B, 비타민 B_1, 비타민 B_2, 나이아신 등	수분, 단백질, 지방, 탄수화물 (당질), 무기질, 칼슘, 인, 철, 비타민 B_1, 비타민 B_2, 나이아신 등
특징	돼지고기는 소고기보다 녹는 점이 낮은 불포화지방산을 주성분으로 한다. 다른 육류보다 비타민 B_1이 많고, 특히 겨울철에는 20% 이상 증가한다. 돼지고기 특유의 냄새 때문에 요리할 때 생강·마늘·고추 등의 향신료를 사용한다.	표고버섯에는 양질의 섬유질이 많아 콜레스테롤의 흡수를 억제하고, 혈압을 떨어뜨리고, 항암효과가 있다. 또한 면역기능을 항진시키는 KS-2와 비타민 D의 모체인 에르고스테론도 들어 있다.

음식은 영양도 중요하지만, 향과 맛이 좋아야 하는데, 표고버섯은 독특한 향이 있을 뿐만 아니라 콜레스테롤 제거 효과까지 있어서 고단백질·고지방식품인 돼지고기와 잘 어울린다.

또한 표고버섯은 독특한 향을 내는 렌티오닌이 들어 있고, 구아닐산과 아데닐산이 있어서 감칠맛까지 내는 식품이다.

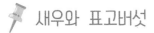
새우와 표고버섯

	새우	표고버섯
영양성분	단백질, 비타민 $B_1 \cdot B_2$, 키토산, 칼륨, 타우린 등	수분, 단백질, 지방, 회분, 탄수화물, 식이섬유, 지방산 등
특징	새우는 대표적인 고단백질식품으로 마른새우에는 60% 이상이 들어 있다. 콜레스테롤을 걱정하여 새우를 안 먹는 사람이 있는데, 새우 100g 중에는 123mg의 콜레스테롤이 있어 다른 어패류보다 조금 높을 뿐이다.	표고버섯은 말린 것이 더 좋아서 요리하기 전에 햇볕을 쬐어야 비타민D의 효능이 좋아진다. 표고버섯을 말리는 과정에서 아미노산의 일종인 구아닐산나트륨이 생성되어 표고버섯 특유의 향과 감칠맛을 강하게 한다.

사람의 노화와 성인병을 유발하는 과산화지질을 억제하려면 새우에 표고버섯을 곁들인 요리가 좋다. 표고버섯은 옛부터 항암효과가 있다고 인정되어 온 식품이다. 또 표버섯에는 생리적 활성물질인 다당체·레티난 등과 독특한 감칠맛을 내는 구아닐산이 있고, 비타민 B_1과 B_2도 많다. 혈중 콜레스테롤 치를 떨어뜨리고 칼슘흡수를 도와준다. 특히 새우에 들어 있는 타우린은 칼슘의 소화 흡수를 도와주면서 콜레스테롤까지 떨어뜨려주니 새우와 표고버섯은 궁합이 잘 맞는 식품이다.

📌 선짓국과 콩나물

	선지	콩나물
영양성분	수분, 단백질, 회분, 탄수화물 등	비타민 B$_1$ · B$_2$, 아스코르브산 (비타민D), 단백질, 지방 등
특징	빈혈인 사람에게 동물의 간이 좋은데, 간 대신 추천할 수 있는 식품이 선지다. 흡수되기 쉬운 철분을 많이 함유하고 있을 뿐만 아니라 단백질이 많고, 부재로로 사용하는 콩나물과 무가 잘 어울려 영양의 균형을 잡을 수 있기 때문이다. 그러나 선지는 고단백이면서 섬유질과 비타민 C가 없으므로 먹으면 변비가 생기기 쉽다.	콩나물은 콩을 물에 담가 불린 다음 시루 밑에 볏집 등을 깔고 그 위에 콩을 담아 어두운 곳에서 고온다습한 상태로 발아시킨 것이다. 마르지 않게 물을 자주 주어야 하고, 5~7cm 정도 자라면 먹기 시작한다. 흰색이나 담황색이 좋다. 요리할 때는 지나치게 가열하지 말고 조금 풋내가 나는 듯한 정도로 하여야 맛과 영양가를 살릴 수 있다.

콩나물에는 뉴크레아제 · 우레아제 · 아미다아제 · 인베르타아제 · 아밀라이제 등의 효소가 많이 들어 있다. 줄기가 희고 잔뿌리가 없이 통통한 것이 좋다. 선지는 중금속을 흡착하는 성질도 있어서 공해를 이기는 서민적인 식품이다. 따라서 선지와 콩나물은 서로의 단점을 보완해주는 식품이다.

📌 소주와 오이

	소주	오이
영양성분	수분, 회분, 탄수화물 등	수분, 단백질, 지방, 회분, 탄수화물, 식이섬유, 지방산 등
특징	소주는 증류주인데, 청주·포도주 등의 양조주보다 주정 이외의 향미 성분은 적게 들어 있으나 종류는 수십 종이다. 함유비율 순은 에틸알코올, 이소아밀알코올, 아세트알데히드, 디아세틸, 이소아밀초산, 이소부틸초산 등이다. 또한 악취성분인 아민류와 황화물도 약간 들어 있다.	오이는 성분으로보면 영양가가 낮지만, 무기질로 칼슘함량이 높은 알칼리성 식품이다. 줄기는 능선과 함께 굵은 털이 있고, 덩굴손으로 감으면서 다른 물체에 붙어서 길게 자란다. 오이는 중요한 식용작물의 하나로, 즙액은 뜨거운 물에 데었을 때 바르면 열을 식혀준다.

소주는 독한 술이지만, 오이를 잘게 썰어 섞어서 마시면 소주의 자극취가 없어지고 맛이 순해진다.

술을 많이 마시면 체내의 칼륨이 배설되므로 오이를 먹으면 염분과 노폐물이 배설이 잘 되어 몸이 맑아진다. 이렇게 보면 오이와 소주는 궁합이 잘 맞는다.

📌 수정과와 잣

	수정과(곶감)	잣
영양성분	수분, 단백질, 지방, 회분, 탄수화물, 식이섬유, 지방산 등	단백질, 지방, 철분, 비타민B₁ 등
특징	수정과의 주원료는 곶감, 생강즙, 꿀, 잣이다. 생강이나 꿀은 맛을 조절하고, 잣은 맛과 영양의 균형 및 곶감의 수렴작용을 완화한다. 감은 우리나라에서 가장 많이 생산되는 과일로, 비타민A의 모체인 베타카로틴이 풍부하다.	잣은 기운이 없을 때나 입맛을 잃었을 때 먹으면 기운이 나고 입맛이 되살아나게 한다. 잣은 자양강장제로 널리 알려져 있다. 잣의 주성분은 지방인데, 올레산 · 리놀레산 · 리놀렌산 등의 불포화지방산이 주로 들어 있다. 불포화지방산은 피부를 윤택하게 하고, 혈압을 내리며, 스태미너에 도움을 준다.

곶감으로 만드는 수정과는 정초에 만들어 먹는 고열량 화채이다. 잣은 호두 · 땅콩보다 철분이 많이 들어 있어 빈혈을 예방하기도 한다. 수정과에 잣을 띄워먹는 이유는 잣의 지방이 곶감의 변비를 예방하기 때문이다.

수정과는 만성기관지염에 효험이 있다고 한다.

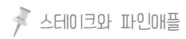
스테이크와 파인애플

	스테이크(소 살코기)	파인애플
영양성분	수분, 단백질, 지방, 회분, 탄수화물, 칼슘, 인, 철분, 비타민A, 비타민B, 비타민B$_1$, 비타민B$_2$, 나이아신 등	수분, 단백질, 지방, 탄수화물, 섬유, 회분, 비타민A, 비타민B, 비타민C 등
특징	주성분은 단백질. 칼슘과 비타민A는 매우 적고, 비타민C는 전혀 없음.	파인애플에는 단백질 분해효소인 브로멜린이 많다. 이것은 강력하여 0.005%의 미량을 고기 표면에 뿌려도 육질을 부드럽게 하며, 후식으로 먹어도 소화를 촉진시킨다.

　소 한 마리를 잡으면 질 좋은 등심과 안심은 많지 않고, 대부분이 질긴 고기다. 질긴 고기를 부드럽고 연하게 하기 위한 여러 가지 방법의 하나가 연육제(육질을 부드럽게 함)의 사용이다.

　우리나라에서는 배와 무를 연육제로 사용하였으나, 외국에서는 무화과·파파이아·파인애플 등을 사용한다. 함유된 단백질 분해효소는 파파인(파파이아), 피신(무화과), 브로멜린(파인애플) 등에 많이 들어 있는데, 이것은 배나 무에 함유된 양과는 비교가 안 될 정도로 강력하다.

쌀과 쑥

	쌀(멥쌀)	쑥
영양성분	수분, 단백질, 지방, 회분, 탄수화물 등	수분, 단백질, 지방, 회분, 탄수화물, 식이섬유, 칼슘, 비타민A·B·C, 엽록소 등
특징	쌀의 주성분인 녹말이 77% 정도이어서 인체가 필요로 하는 에너지를 쉽게 공급할 수 있다. 또한 쌀의 녹말은 질이 우수하여 흡수율이 거의 100%이다. 단백질도 6% 이상 가지고 있어 영양가가 식물성 식품 중에서 가장 우수하다.	쑥잎에는 비타민A의 효과가 있는 베타카로틴이 풍부하다. 베타카로틴이 부족하면 체내에 세균이나 바이러스가 침입했을 때 저항력이 약해진다. 또한 쑥에는 항암효과가 있는 복합다당체도 들어 있으며, 쌀에 적은 칼슘이 많이 들어 있어 쌀의 부족 성분을 보충해주는 대표적인 건강식품이다.

쑥은 쌀의 영양성분 중에서 부족한 지방, 섬유소, 칼슘, 철, 비타민A·C 등을 보충해준다. 쑥떡이나 밥반찬으로 쑥을 먹으면 쌀에 부족한 영양성분이 보충될 뿐만 아니라 인체의 항체능력을 높이고 소화도 도와주므로, 쌀과 쑥은 궁합이 맞는다고 할 수 있다.

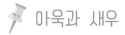 아욱과 새우

	아욱	새우
영양성분	수분, 단백질, 탄수화물, 지방, 회분, 식이섬유, 무기질, 칼슘, 인, 칼륨, 비타민 A · B · B$_2$ · C 등	수분, 단백질, 지방, 회분, 메치오닌 · 라이신 등 8종의 필수 아미노산, 비타민 B$_2$ · B$_6$ · B$_{12}$ 등
특징	아욱은 아욱과에 속하는 1년초로 여름에 백색 또는 담홍색 꽃이 피고 열매는 메밀과 비슷하다. 전 세계적으로 9백 종이 있으며, 황촉규, 어저귀, 숙박풀, 아욱 등이 있다. 채소 중에서 영양가가 높다고 하는 시금치보다 단백질은 거의 2배, 지방은 3배 정도 더 들어 있다. 수분이 많은 밭에서 잘 자란다.	새우가 뛰어난 강장식품인 이유는 양질의 단백질, 칼슘을 비롯한 무기질, 비타민 B 복합체 등이 풍부하기 때문이다. 새우는 종류가 많지만 성분 차이는 별로 없다. 참새우, 대하, 보리새우, 꽃새우 등이 있다. 보리새우가 아욱국과 잘 어울린다.

바다새우보다 민물새우가 많이 더 좋다. 새우에는 비타민 A와 C는 거의 들어 있지 않으나 아욱은 비타민 A와 C, 섬유질이 풍부한 알칼리성 식품이다. 또한 아욱을 비롯한 일반 채소에는 단백질과 필수아미노산이 많이 부족한데, 이것을 보충해주는 식품이 새우다. 따라서 산성 식품인 아욱과 새우를 같이 먹으면 궁합이 잘 맞는다.

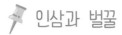 인삼과 벌꿀

	인삼	벌꿀
영양성분	수분, 단백질, 지방, 회분, 탄수화물, 무기질 등. 20여 종의 사포닌	주성분은 탄수화물(당질)이고, 그중 과당, 포도당, 설탕, 덱스트린 등
특징	고려 인삼의 학명은 파낙스진생(Panax ginseng)이다. 여기에서 파낙스는 '만병통치약'을 뜻하고, 진생은 인삼의 중국식 발음이다. 인삼의 약효는 체내의 5장을 보하며, 정신을 안정시키고, 오래 먹으면 몸이 가분해지고 수명이 길어진다. 과학적으로 입증된 인삼의 약효는 스트레스, 피로, 우울증, 심부전, 고혈압, 동맥경화, 빈혈, 당뇨, 궤양 등에 좋고 항암작용도 있다.	꿀만큼 만병통치 효능을 가진 식품도 많지 않다. 위가 약한 사람에게 좋고, 피로회복에도 효과가 있다. 꿀을 매일 먹으면 신체를 보하고, 피부가 부드러워진다. 딱국질이나 기침이 심할 때 먹으면 빨리 낫는다. 특히 꿀은 소화성이 좋은 대표적인 식품이어서 노인이나 위가 약한 사람에게 좋은 강장식품이다.

　인삼은 강장효과 등 인체에 좋은 효과를 주지만, 열량은 매우 낮다. 그런데 먹는 식품 중에서 가장 쉽게 열량을 내는 것이 벌꿀이다. 인삼을 먹을 때 꿀을 찍어 먹거나 인삼정과(人蔘正果 : 생삼을 껍질을 벗겨 썰어서 꿀에 버무려 약한 불에 조린 음식)로 먹으면 힘을 낼 수 있다. 따라서 인삼과 꿀은 매우 합리적인 배합이다.

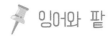 잉어와 팥

	잉어	팥
영양성분	수분, 단백질, 지방, 칼슘과 철분 등의 무기질, 회분, 탄수화물, 비타민B 등	수분, 단백질, 회분, 탄수화물, 비타민B, 사포닌, 콜린 등
특징	임신 부종이나 각기 부종일 때 잉어 1마리와 팥 180~360㎖을 물 1.8ℓ에 넣고 달여서 그 물을 마시면 좋다. 각기일 때는 물을 더 많이 넣고 달여야 한다. 잉어는 옛부터 애용되어 온 강장보신 식품이다. 산모가 젖이 부족하거나 몸이 약할 때 잉어를 먹으면 젖이 많아지고 건강이 회복된다고 한다.	팥은 콩과에 속하는 1년생인데, 중국·한국에서 많이 재배한다. 한자로는 적두(赤豆) 또는 소두(小豆)라고 하며, 우리나라에서는 쌀과 콩(대두) 다음으로 치는 5곡 중의 하나이다.

잉어에 팥을 넣고 끓이면 사포닌이 우러나와 체내의 수분 배출을 도와준다. 팥은 각기병일 때 잉어의 지방이 체내에 흡수되는 것을 돕고, 팥에 들어 있는 간대사를 돕는 콜린이 간의 건강유지에 도움을 준다.

📌 조개와 쑥갓

	조개(대합)	쑥갓
영양성분	수분, 단백질, 지방, 탄수화물(당질), 회분, 칼슘, 인, 철분, 비타민A·B₁·B₂·C 등	수분, 단백질, 탄수화물(당질), 회분, 칼슘, 인, 철분, 식이섬유, 비타민A·B₁·B₂·C 등
특징	조개는 종류에 따라 성분이 조금씩 다르다. 그런데 조개에는 단백질이 많고 물고기보다 지방이 적은 것이 특징이다. 조개의 단백질에는 히스티딘·라이신 등의 아미노산이 많고, 당질에는 글리코겐이 많기 때문에 좋은 영양식품이다.	쑥갓은 향이 좋고 맛이 산뜻해서 날로 먹거나 무쳐서 먹기도 한다. 쑥갓은 칼슘이 많고 비타민A와 C가 풍부한 알칼리성 식품이다. 또한 풍부한 엽록소가 적혈구 형성을 돕고, 혈중 콜레스테롤 저하효과도 있어 건강유지에 좋다.

위장이 약해 소화력이 떨어진 사람에게는 조개탕 국물이 좋다. 탕을 끓여서 먹기 전에 쑥갓을 곁들이면 상큼한 맛을 줄 뿐만 아니라 영양의 균형과 시각적인 효과도 향상된다. 그런데 대합탕에 쑥갓을 넣어 끓이면 국물이 파랗게 되므로 따로 두었다가 걷어내야 한다.

📌 추어탕과 산초

	미꾸라지	산초
영양성분	수분, 단백질, 지방, 칼슘, 회분, 탄수화물, 비타민A·B_2·D, 불포화지방산 등	단백질, 지방, 탄수화물(당질), 식이섬유, 무기질, 칼슘, 철, 칼륨, 비타민B_2, 히페린, 산쇼올(sanshol, 매운 성분), 크산톡신 등
특징	추어탕은 미꾸라지의 내장까지 함께 끓이므로 비타민A와 D가 소실되지 않는다. 특히 비타민D는 칼슘을 도와 뼈 형성에 중요한 역할을 한다.	산초나무는 운향과에 속하는 낙엽활목관목으로 키가 3m 정도까지 자란다. 가을이면 길이 5mm 정도의 삭과(朔果) 속에는 빨강색의 씨가 들어 있다. 또한 산초는 한방에서도 널리 이용하고 있다.

산초에는 상쾌한 향이 있어서 추어탕을 먹기 직전에 뿌리면 미꾸라지의 비린내를 제거해준다. 또 산초는 위의 신진대사를 촉진하는 기능도 있다.

음식별로 꼭 필요한 양념이 각각 있는데, 추어탕에는 산초 가루가 빠져서는 안 된다.

📌 카레와 요구르트

	카레	요구르트
영양성분	수분, 단백질, 지방, 회분, 탄수화물, 식이섬유, 지방산 등	수분, 단백질, 지방, 회분, 탄수화물, 식이섬유 등
특징	8억 명이나 되는 인도인들의 주식은 쌀·밀·잡곡·콩 등으로 요리법이 다양하다. 더운 나라이므로 향신료를 많이 쓰는데, 대표적인 것이 카레이다. 카레는 강황·후추·생강·마늘·고추·코리안다 등으로 만든 노란색의 매운 조미료이다. 세계적으로 널리 알려진 카레라이스는 고기·채소 등을 익힌 국물에 카레가루·밀가루를 섞어 쌀밥에 얹은 요리이다.	우유나 탈지우유에 유산균을 넣어 발효시킨 요구르트는 우유가 가진 영양성분 외에 유산균이 주는 건강증진 효과도 기대할 수 있다. 요구르트에 들어 있는 유산균은 병원균이나 유해균의 발육과 번식을 저지하여 장을 깨끗하게 해준다. 나아가 위암·직장암 등을 예방하고, 혈중 콜레스테롤을 감소시킨다. 우유를 원재료로 사용하므로 칼슘의 좋은 공급원도 된다.

카레를 처음 먹으면 혀가 얼얼해서 정신이 없는데, 이때 요구르트를 섞어서 먹으면 신기할 정도로 매운맛이 줄고 독특한 맛이 난다. 인도인들은 소고기 대신 우유나 유제품을 애용한다. 강한 자극성의 카레요리에 요구르트나 치즈를 배합하면 맛도 맛이려니와 영양의 균형도 이루는 멋진 궁합이 된다.

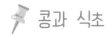 콩과 식초

	콩	식초(감식초)
영양성분	수분, 단백질, 지방, 회분, 탄수화물, 지방산, 비타민 B_1·B_2·A·D 등	수분, 단백질, 회분, 탄수화물 등
특징	밭에서 나는 고기라고 일컫는 콩은 대표적인 고단백식품이며, 불포화지방산·비타민·무기질 등이 풍부하게 들어 있다. 그런데 콩은 비린내가 나며, 특수성분인 혈구응집기능이 있고, 소화효소인 트립신의 활동을 방해하는 트립신저하인자도 가지고 있다. 이들 유해물질은 열에 약하기 때문에 두유나 두부로 가공해서 먹는다.	식초는 옛부터 중요한 조미료로 사용되었다. 제조법에 따라 합성식초와 양조식초로 나눈다. 그런데 건강에 관련된 식초는 천연발효된 양조식초이다. 판매되고 있는 양조식초는 쌀식초, 현미식초, 곡물식초, 맥아식초, 사과식초, 포도식초, 레드와인식초, 감식초, 허브식초 등이다. 일본에서는 쌀식초를, 서양에서는 와인식초와 사과식초를 주로 사용한다.

　콩을 가열하지 않고 날것으로 먹어도 지장이 없는 것이 초콩이다. 초콩의 효능은 식욕, 피로회복, 비만·고혈압·당뇨병 환자의 부담완화, 과산화지질 감소, 살균, 지방합성과 분해촉진, 콜레스테롤저하, 혈관강화, 변비해소 및 대장암 예방 등이다. 초콩을 밥반찬이나 간식으로 먹기도 한다.

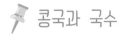

콩국과 국수

	콩국(콩)	삶은 국수(밀가루)
영양성분	수분, 단백질, 지방, 회분, 탄수화물, 지방산, 비타민 $B_1 \cdot B_2 \cdot A \cdot D$ 등	수분, 단백질, 지방, 회분, 탄수화물 등
특징	밀가루에는 필수아미노산인 리신·메티오닌·트레오닌·트립토판 등의 함량은 적으나, 콩에는 이들 필수아미노산이 3~5배 더 들어 있다. 또 콩에는 밀에는 매우 적은 비타민 $B_1 \cdot B_2$ 등 B군이 많고, A와 D도 들어 있다. 한편 콩에 들어 있는 불포화 지방산 중 약 50%의 리놀산과 6% 정도의 리놀레인산은 동물성 지방의 과다섭취로 인한 콜레스테롤을 제거하는 역할을 한다.	밀가루를 반죽하여 밀방망이로 밀어 칼로 가늘게 썬 국수는 국물에 말거나 비벼서 먹는다. 국수는 먹는 방법에 따라 잔치국수, 열무국수, 비빔국수, 콩국수 등 다양하다. 그런데 집에는 만들어 먹는 국수는 주로 칼국수이다.

땀을 흘리고 식욕이 떨어지는 여름철에 시원한 콩국에 국수를 말아 먹는 콩국수는 우리 고유의 별식이다.

특히 입맛이 떨어지는 여름철에 콩국에 칼국수를 풀어 소금으로 간을 맞춰 먹으면 더위가 가신 듯하다.

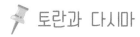 토란과 다시마

	토란	다시마
영양성분	수분, 단백질, 지방, 회분, 탄수화물, 식이섬유, 지방산, 비타민B·C 등	수분, 단백질, 지질, 회분, 요오드, 탄수화물 등
특징	토란은 열대 및 온대지방에서 재배되며, 지대가 낮고 습한 곳에서 잘 자란다. 토란은 뱃속의 열을 내리고 위와 장의 운동을 원활하게 해준다. 토란의 주성분은 녹말이며, 텍스트린과 설탕도 조금 들어 있어 토란 특유의 단맛을 낸다. 알칼리성 식품이어서 소화를 돕고 변비를 치료·예방하기도 한다.	다시마는 한대·아한대 연안에 분포하는 한해성 조류로, 우리나라에는 동해안 북부·원산 이북의 함경남·북도 연안에 많이 자란다. 바다의 채소인 다시마는 배변의 양을 늘리고 변비에 도움을 주는 대표적인 식품 중의 하나이다. 다시마에는 알긴이라고 하는 탄수화물이 많이 들어 있어 지방흡수를 방해하므로 다이어트에 도움을 준다.

다시마에는 알긴이라고 하는 당질과 섬유성분이 많이 함유되어 있어서 토란의 수산석회(그대로 먹으면 아려서 먹기 힘들다) 등의 유해성분이 체내로 흡수되는 것을 억제하는 기능이 있다. 요오드는 갑상샘호르몬 대사를 촉진시키며, 다시마의 감칠맛은 토란의 맛을 부드럽게 해준다.

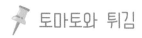 토마토와 튀김

	토마토
영양성분	수분, 단백질, 지방, 회분, 탄수화물, 식이섬유, 지방산, 베타카로틴, 비타민 B·C, 루틴(비타민 P) 등
특징	토마토의 원산지는 남미의 잉카제국이다. 오래전부터 비만·고혈압·당뇨병 등의 식이요법으로 이용되어 왔으며, 비타민의 보고로 알려져 있다. 토마토는 혈압을 낮추고, 모세혈관을 튼튼하게 하는 기능이 있다. 독일이나 중국에서는 만성고혈압치료의 보조요법으로 이용되고 있다. 또한 부종을 가라앉히고 염증을 억제시키는 효과도 크다. 특히 토마토에는 탄수화물(당질)대사와 지방대사를 도와주는 기능이 있어 비만해소에도 효과적인 식품으로 알려져 있다.

매일 공복에 신선한 토마토 1~2개를 먹으면 고혈압·안저출혈 예방효과가 있다.

기름에 튀긴 음식은 맛은 있어도 먹고 나면 위에 부담을 주는데, 이때 토마토를 함께 먹으면 그것을 줄여준다. 고기나 생선 등 기름이 많이 들어간 음식을 먹을 때 토마토를 먹으면 소화를 촉진시켜 위의 부담을 덜어준다. 토마토에 많이 들어 있는 식이섬유인 펙틴은 창자의 활동을 도와준다. 따라서 튀김요리와 토마토를 같이 먹는 것은 궁합이 맞는 식습관이다.

📌 홍어와 막걸리

	홍어	막걸리
영양성분	수분, 단백질, 지질, 회분 등	수분, 단백질, 지질, 회분, 탄수화물, 식이섬유, 지방산 등
특징	홍어는 마름모꼴로 연과 비슷하게 생긴 물고기로, 신장 1.5m 가량으로 가오리와 비슷하지만 좀 더 둥글고 가로로 퍼졌으며 머리와 주둥이가 작다. 홍어를 이용한 요리에는 홍어탕·홍어백숙·홍어어채·홍어회·홍어무침 등이 있다.	쌀과 누룩으로 술을 빚은 다음에 숙성되면 체에 받쳐 버무려 걸러낸 것이 막걸리다. 빛이 탁하며 알코올 성분이 적다. 산의 냄새와 맛이 세고 농도는 4.5도쯤 된다. 막걸리의 보존기간은 4~5일이다.

　홍어를 삭히면 암모니아와 트리메틸아민의 양이 급격이 늘어나 혀가 얼얼할 정도로 강한 맛과 냄새가 난다. 이것은 삭아서 맛이 좋아진 것으로 소화가 잘 된다. 홍어는 자가분해효소에 의해 단백질이 분해되어 소화성이 좋은 펩타이드와 아미노산을 만든다. 이때 톡쏘는 맛의 암모니아가 많아져 일반 부패세균의 발육을 억제하므로 식중독은 일으키지 않는다. 한편 막걸리에는 단백질과 암모니아를 중화시켜주는 뉴기산이 들어있어 홍어의 자극성분을 완화시켜준다.

생선회와 생강의 궁합

	생선회	생강
영양성분	수분, 단백질, 지방, 회분, 탄수화물 등 ※ 생선회는 종류가 너무 많아서 광어(넙치)를 기준함.	수분, 단백질, 지방, 회분, 탄수화물, 식이섬유, 녹말 등
특징	여름철 생선회를 먹고 식중독에 걸리거나 배탈을 일으키는 사람이 많다. 생선과 조개류에는 장염 비브리오균이 묻어 있어 식중독을 일으키기 쉽다. 비브리오균은 세균중에서 번식이 빠르다는 대장균보다 번식속도가 더 빨라서 7~8분이면 2배가 된다.	생강은 동남아시아 원산의 여러해살이풀로 우리나라에는 고려시대에 중국으로부터 들어온 것으로 보인다. 생강은 한의학에선 따뜻한 음식으로 분류되므로 같은 따뜻한 계열인 홍차와 함께 생강홍차로 마시기도 한다. 냉증이 있는 환자에게 효과가 좋고 아침 대용으로 마시면 훌륭한 다이어트 식단이기도 하다. 또한 소화를 도와서 구토에도 도움이 되며, 여성호르몬 대사에도 도움을 주어 월경불순 및 생리전후증후군에 효과가 있다.

생강의 맵고 쌉싸름한 성분은 진저롤과 쇼가올이 주성분인데, 향기 성분은 정유 성분으로 진기베린, 진기베롤, 캄펜, 보루네올, 시트랄 등으로 구성되어 있다. 이 정유성분은 매운 성분과 어울려 티푸스균이나 콜레라균 등 세균에 대한 살균효과가 있는데, 장염 비브리오균은 콜레라균과 비슷하여, 생강의 살균효과로 인해 식중독 발생 예방 효과가 있다.

생선회를 먹을 때 생강 채썬 것을 함께 먹으면 생선의 비린내 제거에 효과가 있고, 생강 특유의 살균 작용으로 인해 세균성 식중독 예방 효과도 있다.

📌 주종별로 적합한 안주

술이 센 사람이라도 빈속에 마시면 빨리 취하고 숙취나 악취로 고통받는다. 숙취나 악취는 마신 술의 양과 속도에 따라 알코올을 분해할 때 나오는 중간대사산물인 아세트알데히드 때문에 일어나는 현상이다. 혈액 중의 알코올량이 늘지 않아도 아세트알데히드가 증가하면 두통이나 악취가 난다.

술을 마시는 양이 좌우하지만 알코올을 완전분해시켜 아세트알데히드가 축적되지 않게 하면 숙취나 악취를 방지할 수 있다. 따라서 안주는 영양 균형뿐만 아니라 숙취·악취예방을 위해서도 꼭 필요하다. 위 속에 음식(특히 지방이나 단백질)이 있으면 알코올이 매우 느리게 흡수된다.

술을 마실 때에는 다음과 같은 방식으로 마시면 건강을 해치지 않는다.

- 자극성 식품을 피한다.
- 천연식품을 먹는다.
- 가공식품을 피한다.
- 비타민B군과 C군이 많이 들어간 음식을 먹는다.
- 칼슘과 나그네슘이 들어간 음식을 섭취한다.

한편 주종(酒種 : 술의 종류) 별로 적합한 안주는 다음과 같다.

⚘ 소주……생선찌게, 돼지고기 요리, 어포, 생오징어(마른오징
   어는 피한다)

⚘ 맥주……흔히 땅콩을 먹는데, 먹는 양을 조절하지 못하면
   살이 찐다.

⚘ 막걸리……돼지고기, 김치찌게

⚘ 위스키……치즈, 육포, 잣, 호두

⚘ 적포도주……고기류

⚘ 백포도주……생선류

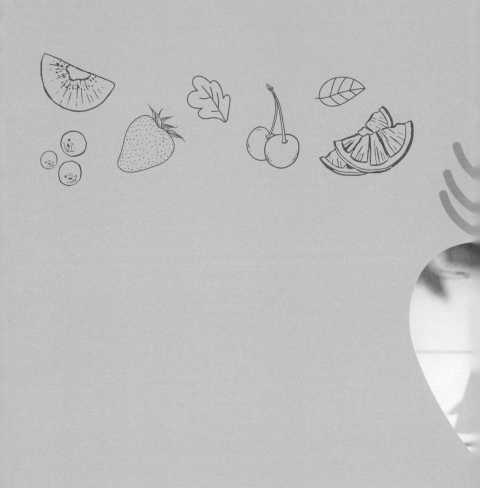

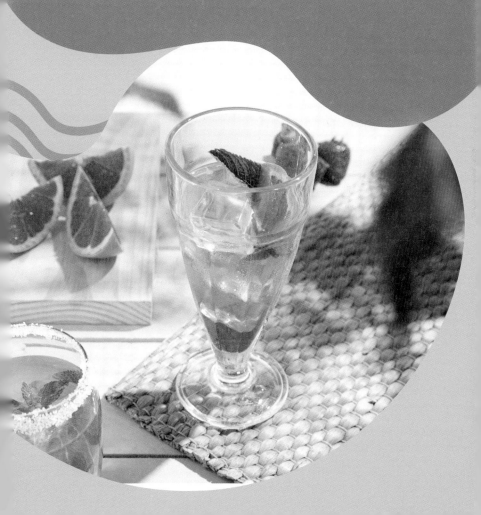

2장

함께 섭취하면 안 좋은 음식

앞에서 함께 섭취하면 좋은 음식(궁합이 맞는 음식)을 살펴 보았다.

사람은 편식을 하면 허약해지거나 생활습관병으로 고생할 수도 있고, 궁합이 맞지 않는 음식을 함께 먹으면 부작용을 일으킬 수도 있다. 이런 현상을 방지하기 위해서는 식품별 특성에 따른 섭취방법을 알아야 한다.

여기에서는 함께 섭취하면 안 좋은 음식(궁합이 맞지 않는 음식)을 알아보기로 한다.

게와 감

	게(꽃게)	감(대봉)
영양성분	수분, 단백질, 지방, 회분, 탄수화물, 당분, 지방산 등	수분, 단백질, 지방, 회분, 탄수화물 등
특징	게는 다리가 10개인 절지동물로, 지방이 적고 단백질이 많아 담백하고 소화도 잘된다. 필수아미노산이 많이 들어 있어서 성장기의 어린이에게 좋고, 소화성이 좋아서 병 후 회복기에 있는 사람·허약체질자·노약자 등에게 매우 좋은 식품이다.	감은 아열대성 과일의 하나로, 재배 및 관리가 쉽고 수확량도 많으며 품질과 영양가도 높아서 많이 재배하고 있다. 또한 감에는 다양한 영양성분이 들어 있어서 신선한 과일, 홍시, 곶감 등으로 먹는다. 감나무잎은 차 원료로 이용되기도 한다.

게는 식중독균이 잘 번식되는 고단백식품이고, 감은 수렴기능(단백질과 결합된 식품이 불용성 침전물을 생성하여 피막을 형성하게 되며 혈관을 수축시켜 세포와 림프의 간격을 폐색함으로써 장액·점액 분비와 백혈구 흐름을 억제하는 것)이 있는 타닌 성분이 들어 있어 같이 먹으면 소화불량이나 식중독을 일으킬 수 있다.

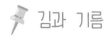# 김과 기름

	김	기름(참기름, 들기름)
영양성분	수분, 단백질, 회분, 무기질, 탄수화물, 아미노산, 비타민 A·B_1·B_2·C·D 등	수분, 지질, 탄수화물(당질), 회분, 지방산 등
특징	김에는 지방은 적게 들어 있지만, 칼륨·철·인 등의 무기질이 많이 들어 있는 알칼리성 식품이다. 또는 김에는 아미노산인 시스틴과 당질인 만닌 등이 있어서 식욕을 돋우는 특유의 맛과 향을 낸다.	참기름은 참깨를 볶아 압착하여 짜낸 기름으로, 고소한 향기가 있다. 불포화지방산이 80%를 이루며, 천연 항산화제인 세사몰·세사몰린 등이 들어 있는 건강식품이다. 한편 들기름은 들깨로 짠 기름으로, 오메가-3 지방산을 약 60% 함유하고 있지만, 쉽게 산패하여 저장성이 떨어진다. 이를 개선하려면 색이 짙은 병에 담아 냉장보관하거나 참기름과 반씩 섞어 사용한다.

김에는 지방이 거의 없어 기름을 발라서 구워 먹는다. 이렇게 구우면 색깔도 좋고 맛이 있고 영양의 균형이 향상된다.

그런데 아무리 신선한 기름이라도 유통이나 보관 중 햇빛으로 인하여 산화되어 유해한 성분이 생길 수 있기 때문에 오늘날에는 기름을 바르지 않은 구이김으로 바뀌고 있다.

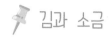 김과 소금

	김	소금(천일염)
영양성분	수분, 단백질, 회분, 무기질, 탄수화물, 아미노산, 비타민A·B_1·B_2·C·D 등	수분, 회분, 탄수화물 등
특징	김에는 지방은 적게 들어 있지만, 칼륨·철·인 등의 무기질이 많이 들어 있는 알칼리성 식품이다. 또는 김에는 아미노산인 시스틴과 당질인 만닌 등이 있어서 식욕을 돋우는 특유의 맛과 향을 낸다.	소금은 염소와 나트륨이 결합된 화합물이다. 이 중에서 혈압과 관계있는 나트륨은 체내에 들어오면 물을 필요로 한다. 혈관 속에 나트륨이 많아지면 그만큼 물을 많이 끌어들이므로 혈관의 압력이 높아진다. 즉 혈압이 올라가게 되는 것이다. 또 나트륨이 혈관벽에 들어가면 혈관의 탄력성을 저하시킨다.

김은 주로 밥반찬으로 이용되므로 소금과 기름을 뿌려 재운 다음 구워서 먹는다. 그런데 소금을 듬뿍 뿌려 김을 먹으면 고혈압의 원인이 될 수 있다. 바닷물에는 김 100g 당 60mg의 소금이 들어 있으므로 김에는 소금을 안 바르고 먹어도 제맛을 음미할 수 있고, 생활습관병(고혈압)도 예방할 수 있다.

닭고기(치킨)와 맥주

	닭고기(튀긴 것)	맥주(알코올농도 4.5%)
영양성분	수분, 단백질, 지방, 회분, 탄수화물, 비타민 A·B_1·B_2, 칼슘 등	수분, 단백질, 지방, 회분, 탄수화물, 당분 등
특징	닭고기는 수육에 비하여 연하고 맛과 풍미가 담백하고, 조리하기도 쉽고, 영양가도 높다.	맥주는 알코올농도 4~5%인 기호성 음료이므로 마실 때 간단한 스낵이나 안주를 곁들이게 된다. 이때 땅콩을 가장 많이 먹는다. 땅콩의 고소한 맛이 맥주의 쌉쌀한 맛과 어울리고, 단백질·지방·비타민 B군이 간을 보호할 뿐만 아니라 영양가도 높다.

맥주와 치킨을 같이 먹으면 맛은 좋지만 몸에는 별로 도움이 되지 않는다. 치킨과 맥주 모두 요산수치를 높이는 식품이므로, 이것을 계속해서 같이 먹으면 관절에 요산이 쌓여 통풍을 일으킬 수 있다.

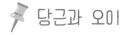 당근과 오이

	당근	오이
영양성분	수분, 단백질, 지방, 회분, 탄수화물, 당분, 식이섬유, 지방산 등	수분, 단백질, 지방, 회분, 탄수화물, 식이섬유, 지방산 등
특징	당근의 원산지는 아프가니스탄이며, 키는 1m 정도로 곧게 자란다. 뿌리는 굵고 곧으며 황색·감색·붉은색을 띤다. 당근은 채소 중 베타카로틴을 가장 많이 함유하고 있는데, 특히 껍질부근에 많다. 따라서 부드러워질 때까지 볶아야 흡수율을 최고로 높일 수 있다.	오이는 성분으로보면 영양가가 낮지만, 무기질로 칼슘함량이 높은 알칼리성 식품이다. 줄기는 능선과 함께 굵은 털이 있고, 덩굴손으로 감으면서 다른 물체에 붙어서 길게 자란다. 오이는 중요한 식용작물의 하나로, 즙액은 뜨거운 물에 데었을 때 바르면 열을 식혀준다.

당근과 오이에는 비타민C를 파괴하는 아스코르비나제가 많이 들어 있으므로 당근과 오이를 섞어 먹으면 좋지 않다. 그러나 아스코르비나제는 산에 약하므로 요리를 하기 전에 미리 식초를 섞으면 비타민C의 파괴를 막을 수 있다.

📌 도토리묵과 감

	도토리묵	감(곶감)
영양성분	수분, 단백질, 지방, 회분, 탄수화물, 타닌 등	수분, 단백질, 지방, 회분, 탄수화물, 당분, 식이섬유, 지방산 등
특징	도토리의 주성분은 녹말이지만, 떫은 맛과 미각신경을 마비시키는 타닌이 들어 있다. 타닌은 수용성이어서 물에 우려내면 대부분 빠져나간다. 도토리가루로 만든 도토리묵은 수분이 88% 정도이며, 열량은 거의 없다. 비만증에는 좋으나 변비가 있는 사람에게는 좋지 않다.	감은 아열대성 과일의 하나로, 재배 및 관리가 쉽고 수확량도 많으며 품질과 영양가도 높아서 많이 재배하고 있다. 또한 감에는 다양한 영양성분이 들어 있어서 신선한 과일, 홍시, 곶감 등으로 먹는다. 감나무잎은 차 원료로 이용되기도 한다.

도토리묵을 먹고 곶감이나 감을 후식으로 먹어서는 안 된다. 감이나 곶감에는 떫은 맛을 못 느끼는 불용성 타닌이 들어 있기 때문이다. 이렇게 타닌이 많이 들어 있는 식품을 먹으면 변비가 심해지고, 빈혈증도 나타나기 쉽다. 적혈구를 만드는 철분이 타닌과 결합하면 소화·흡수를 방해한다.

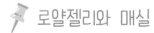
로얄젤리와 매실

	로얄젤리	매실
영양성분	수분, 단백질, 지질, 회분, 탄수화물, 아미노산, 판토텐산 등	수분, 단백질, 지질, 회분, 탄수화물, 구연산 등
특징	로얄젤리는 꿀보다 단백질과 수분이 많고 지방산을 함유하고 있다. 또한 아미노산과 성장촉진 비타민이라는 판토텐산도 많이 들어 있다. 따라서 피로회복·강정·식욕증진·보혈·발육촉진·병 후 회복·혈압조절·정신안정 등의 효능이 있다.	매실은 과일 중에서 신맛이 가장 강하다. 그 이유는 매실에는 구연산·피크린산 등이 많이 들어 있기 때문이다. 매실은 위에서 강한 산성반응을 일으켜 유해세균의 발육을 억제하여 식중독을 예방 내지 치료하는 효능이 있다. 또한 설사·변비에 좋고 피로회복 효과도 뛰어나다.

    로얄젤리와 매실은 서로 다른 특성이 있어서 함께 먹으면 로얄젤리의 활성물질이 매실의 산도에 의해 갑자기 변하게 된다. 그 때문에 로얄젤리의 효능이 없어질 뿐만 아니라 매실의 특성마저도 상실되어버린다.

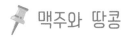 맥주와 땅콩

	맥주	땅콩
영양성분	수분, 단백질, 지방, 회분, 탄수화물, 당분 등	수분, 단백질, 지방, 회분, 탄수화물, 당분, 식이섬유, 지방산 등
특징	맥주는 알코올농도 4~5%인 기호성 음료이므로 마실 때 간단한 스낵이나 안주를 곁들이게 된다. 이때 땅콩을 가장 많이 먹는다. 땅콩의 고소한 맛이 맥주의 쌉쌀한 맛과 어울리고, 단백질·지방·비타민 B군이 간을 보호할 뿐만 아니라 영양가도 높다.	100g이 밥 2공기의 칼로리를 가진 땅콩은 고지방·고단백질 식품으로 13종의 비타민, 26종의 무기질 등이 들어 있다. 우리나라에서는 주로 볶아서 먹는 볶음땅콩으로 가공되어 간식거리로 많이 사용되고 있다.

땅콩은 저장을 잘못하면 인체에 매우 해로운 식품으로 변한다. 겉껍질과 속껍질을 모두 깐 땅콩은 먹기는 편하지만 위생적으로는 문제가 있다. 땅콩의 껍질을 완전히 벗겨 공기에 노출시키면 지방이 산화되어 유해한 과산화지질이 만들어진다. 또 고온다습한 곳에 보관하면 배아 근처에 핀 곰팡이에서 간암을 유발하는 아플라톡신이 만들어 진다. 맥주 안주로 이런 땅콩을 무심코 먹어서는 안 된다.

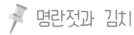

명란젓과 김치

	명란젓	김치(배추)
영양성분	수분, 단백질, 지질, 회분, 탄수화물, 식염 등	수분, 단백질, 지질, 회분, 탄수화물, 당분, 식이섬유, 지방산 등
특징	명란젓은 명태의 알을 소금에 절여 담근 젓갈로, 주로 동지 이전에 담근다. 명태알의 피막이 터지지 않도록 주의해 꺼내서 저농도의 소금물에 깨끗이 씻은 다음, 재료의 15% 정도로 소금을 뿌려서 절인다. 날것으로 먹기도 하고, 굽거나 쪄서 밥반찬 또는 술안주로 한다. 뛰어난 보존성을 가진 식품이다.	김치는 배추·무·오이 등의 채소를 소금에 절이고, 고추·파·마늘·생강 등의 양념을 버무려 담근 채소의 염장발효식품이다. 비타민이나 무기질이 풍부한 채소를 섭취하기 위하여 소금에 절이거나 장·초·향신료 등과 섞어서 새로운 맛과 향기를 생성시키면서 저장하기 위해 개발된 것이 김치이다.

　명란젓에 들어 있는 유기화합물인 아민이 김치에 들어 있는 아질산과 만나면 니트로소아민(간암·식도암 등을 일으키는 발암물질)이 만들어진다.

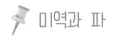 미역과 파

	미역	파(대파)
영양성분	수분, 단백질, 지방, 회분, 탄수화물, 식이섬유, 칼슘, 요오드 등	수분, 단백질, 지방, 회분, 탄수화물, 당분, 식이섬유, 지방산, 인, 유황, 비타민A·C 등
특징	미역에 들어 있는 알긴산은 열량은 없으나 질 좋은 식이섬유인데, 이것은 장의 운동을 촉진시키므로 임산부에게 생기기 쉬운 변비예방 효과가 있다. 또한 미역에는 칼슘과 요오드 등 무기질함량이 높아 건강유지에 도움을 준다.	파에는 인과 철분 및 비타민이 많이 들어 있다. 녹색부분에는 비타민A와 C가 많다. 특히 파에는 칼슘·염분·비타민 등이 풍부하고 특이한 향취가 있어 요리할 때 널리 쓰인다. 뿌리와 비늘줄기는 거담제·구충제·이뇨제 등으로 쓰기도 한다.

미역과 파는 모두 미끈거리는 성질이 강해서 식감을 떨어뜨린다. 게다가 파에는 인과 유황성분이 많아 미역국에 같이 넣으면 미역의 칼슘흡수를 방해한다. 따라서 미역국에 파를 섞으면 식감도 떨어질 뿐만 아니라 영양효율도 저하된다.

📌 소주와 삼겹살

	소주	삼겹살
영양성분	수분, 회분, 탄수화물 등	수분, 단백질, 지방, 회분 등
특징	소주는 증류주인데, 청주·포도주 등의 양조주보다 주정 이외의 향미 성분은 적게 들어 있으나 종류는 수십 종이다. 함유비율 순은 에틸알코올, 이소아밀알코올, 아세트알데히드, 디아세틸, 이소아밀초산, 이소부틸초산 등이다. 또한 악취성분인 아민류와 황화물도 약간 들어 있다.	삼겹살은 돼지의 제5 또는 제6 갈비뼈에서 뒷다리까지의 등심 아래쪽 복부에서 지방과 갈매기살·오돌삼겹살을 제거하고 피하지방 두께를 7mm 이하로 정형한 것이다. 삼겹살은 지방함량이 높고, 단백질은 적지만 고소한 맛과 육단백질 특유의 구수한 맛이 조화를 이뤄 입맛을 돋우는 식품이다.

소주에 들어 있는 에탄올이 지방의 대사를 방해함으로써 삼겹살에 많이 들어 있는 지방질이 몸에 축적되게 한다. 또한 이뇨작용을 도와 체내수분을 없애므로 좋은 음식 궁합이 아니다.

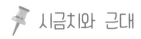 시금치와 근대

	시금치	근대
영양성분	수분, 단백질, 지질, 회분, 탄수화물, 식이섬유, 아미노산, 지방산, 비타민, 철분 등	수분, 단백질, 지질, 회분, 탄수화물, 식이섬유, 지방산, 비타민 등
특징	시금치는 비타민·철분·식이섬유 등의 영양성분이 함유된 녹황색 채소로, 성장기 어린이·여성·임산부·노인 등 남녀노소 모두에게 유익하다. 특히 각종 영양성분이 골고루 들어 있는 영양식품으로, 빈혈과 치매예방에도 좋다.	근대는 비타민과 필수아미노산이 많아 성장기 어린이의 발육과 면역력 증진에 효과적인 채소다. 시금치와 비슷하지만, 시금치보다 더 진한 향기와 맛이 있다. 또한 피부미용과 다이어트에도 효과가 있으며, 수분·식이섬유와 무기질이 풍부하여 소화기능과 혈액순환을 돕는다.

시금치는 매우 좋은 채소이지만, 옥살산이 많아 체내에서 수산석회를 만들면 결석이 될 수도 있다. 한편 근대에는 수산이 많이 들어 있어 담석증의 원인이 되기도 한다.

📌 시금치와 두부

	시금치	두부(콩)
영양성분	수분, 단백질, 지질, 회분, 탄수화물, 식이섬유, 아미노산, 지방산, 비타민, 철분 등	수분, 단백질, 지방, 회분, 탄수화물, 지방산 등
특징	시금치는 비타민·철분·식이섬유 등의 영양성분이 함유된 녹황색 채소로, 성장기 어린이·여성·임산부·노인 등 남녀노소 모두에게 유익하다. 특히 각종 영양성분이 골고루 들어 있는 영양식품으로, 빈혈과 치매예방에도 좋다.	콩을 밭에서 나는 고기라고 할만큼 영양가가 풍부하다. 두부는 소화율이 95% 이상이며, 어떤 조미료와도 잘 어울린다. 두부를 만들 때 거품이 많이 나는 것은 콩에 들어 있는 사포닌 때문이다.

시금치에 들어 있는 옥살산이 두부(콩)에 들어 있는 칼슘과 결합되면 수산칼슘을 만들어 칼슘 섭취를 방해함으로써 결석을 일으킬 수 있다. 된장국을 끓일 때 같이 넣으면 안 된다.

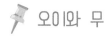 오이와 무

	오이	무
영양성분	수분, 단백질, 지방, 회분, 탄수화물, 식이섬유, 지방산 등	수분, 단백질, 지방, 회분, 탄수화물, 당분, 식이섬유, 지방산, 비타민C 등
특징	오이와 무에는 비타민C가 많이 들어 있다. 비타민C는 신진대사를 원활히 하며, 피부와 점막을 튼튼하게 한다. 또한 감기예방 효과도 있다. 비타민C는 동물성 식품에는 없으므로 채소나 과일로 공급해야 한다.	무는 지역에 따라 무수·무시로도 불리운다. 중국을 통하여 들어온 재래종과 일본을 거쳐 들어온 일본계 무가 주로 재배된다. 재래종은 깍두기·김치용으로 쓰이며 뿌리의 지름은 7~8cm, 길이는 20cm 정도, 무게는 800~900g이다. 재배기간은 3개월 정도이다.

무생채나 물김치를 만들 때 오이를 곁들이는데, 이것은 잘못된 배합이다. 오이에도 비타민C가 들어 있지만, 칼질을 하면 세포에 있던 아스코르비나제라는 비타민C를 파괴하는 효소가 나와버린다. 따라서 무와 오이를 함께 넣으면 무의 비타민C가 파괴되어버린다.

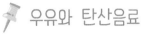 우유와 탄산음료

	우유	탄산음료
영양성분	수분, 단백질, 지질, 회분, 비타민 B, 탄수화물, 아미노산, 칼슘, 지방산 등	수분, 회분, 탄수화물, 당분 등
특징	인류가 먹는 식품 중 가장 안전한 단일식품이 우유다. 식품의 영양가는 그 식품이 어떤 영양원을, 얼마만큼 쉽게 소화·흡수하는지에 따라 그 가치를 판단하는데, 우유에는 여러 영양소가 골고루 들어 있어 완전식품이라고 한다. 우유에는 양질의 단백질·비타민 B·칼슘 등이 많이 들어 있어 소화·흡수가 잘 되는 대표적인 식품이다.	탄산음료는 탄산가스를 함유하여 마시는 것을 목적으로 하는 다음의 음료이다. 탄산음료……먹는 물에 식품 또는 식품첨가물(착향료 제외) 등을 넣은 것에 탄산가스를 주입한 것 탄산수……천연탄산가스를 함유한 지하수를 정제하거나 먹는 물에 탄산가스를 넣은 것 착향탄산음료……탄산음료에 식품첨가물(착향료)을 주입한 것

우유·칼슘이온·탄산이 합쳐지면 탄산칼륨의 앙금이 생긴다. 이것은 식감을 나쁘게 할 뿐만 아니라 탄산칼륨은 흡수력이 낮아서 칼륨 섭취를 방해한다.

📌 장어와 복숭아

	장어	복숭아
영양성분	수분, 단백질, 지방, 회분, 탄수화물, 식이섬유, 비타민 A, 비타민 E 등	수분, 단백질, 지방, 회분, 탄수화물, 당분, 식이섬유, 지방산 등
특징	장어에는 오메가-3 지방산이 많아 생리적 특성이 인정된다. 이것은 순환계통질환의 원인이 되는 혈전생성을 억제하는 생리적 기능이 있다. 또한 장어의 단백질에는 필수 아미노산이 고르게 들어 있어 영양가가 매우 높다.	복숭아는 과육이 부드러워 장기간 보관이나 장거리 수송이 힘들다. 복숭아에는 포도당과 과당 등의 당분이 8~10% 정도 들어 있고, 신맛을 내는 사과산과 구연산도 조금 들어 있다.

장어를 먹고 복숭아를 먹으면 장어의 지방을 소화시키지 못해 설사가 나기 쉽다. 지방은 당질이나 단백질보다 위에 오래 머물고 소장에서 리파아제의 작용으로 소화된다. 복숭아에 들어 있는 유기산은 위에서 변하지 않고 십이지장을 거쳐 소장에 도달한다. 십이지장과 소장은 알칼리성이므로 새콤한 유기산은 창자에 자극을 주고, 지방이 소화되기 위해 작게 유화(乳化)되는 것을 방해하기 때문에 설사를 일으킬 수 있다.

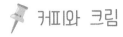 커피와 크림

	커피(볶은 원두)	커피크리머
영양성분	수분, 단백질, 지방, 회분, 탄수화물, 카페인 등	수분, 단백질, 지방, 회분, 탄수화물, 당분, 지방산, 식염 등
특징	커피는 커피나무에서 생두를 따서 가공과정을 거쳐 볶아서 한 가지 또는 두 가지 이상의 원두를 섞어 추출한 특유의 맛을 가진 갈색에 가까운 기호음료이다. 생두의 종류는 많지만, 현재는 아라비카와 로부스타가 전체 품종의 95% 차지한다.	커피에서 쓴맛이 나지 않게 하고 커피향의 발산을 막기 위하여 크림을 넣는다. 특히 커피를 마실 때에는 커피크림이나 저지방크림처럼 커피의 좋은 향취를 내게 하고, 쓴맛을 없애주며, 커피를 희게 만들어주는 커피크리머(coffee creamer)를 주로 넣는다.

원두커피가 향은 좋지만 카페인 때문에 써서 설탕·우유·크림 등을 넣어 마시는 경우가 많다. 그런데 크림에는 지방뿐만 아니라 콜레스테롤도 많이 들어 있다. 따라서 커피에 프림이나 커피크리머를 넣고 마시면 설탕을 넣는 것보다 더 살찌게 된다.

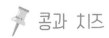 콩과 치즈

	콩	치즈
영양성분	수분, 단백질, 지방, 회분, 탄수화물, 지방산, 비타민B_1·B_2·A·D 등	수분, 단백질, 지질, 회분, 탄수화물, 지방산, 콜레스테롤 등
특징	밭에서 나는 고기라고 일컫는 콩은 대표적인 고단백식품이며, 불포화지방산·비타민·무기질 등이 풍부하게 들어 있다. 그런데 콩은 비린내가 나며, 특수성분인 혈구응집기능이 있고, 소화효소인 트립신의 활동을 방해하는 트립신저하인자도 가지고 있다. 이들 유해물질은 열에 약하기 때문에 두유나 두부로 가공해서 먹는다.	치즈는 우유나 양젖에 유산균과 응유효소인 렌넷을 섞어 굳힌 발효식품이다. 치즈만큼 종류가 많은 식품도 없다. 맛과 향이 다른 것만 해도 약 2천 종이며, 그중 이름이 붙여진 것만 해도 6백 종이다. 치즈는 단백질과 지방이 각각 20~30% 들어 있는 고열량식품이지만 소화가 잘되는 특징이 있다.

치즈는 단백질 · 지방 · 칼슘이 많이 들어 있는 식품이고, 콩도 고단백 · 고지방식품이지만 칼슘보다 인산이 많이 들어 있다. 따라서 치즈와 콩을 같이 먹으면 치즈에 있는 칼슘이 콩에 있는 인산과 결합하여 인산칼슘을 만들게 되는데, 이것은 체내로 흡수되지 않고 배출되므로 칼슘 섭취를 방해한다.

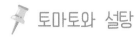

토마토와 설탕

	토마토	(백)설탕
영양성분	수분, 단백질, 지방, 회분, 탄수화물, 식이섬유, 지방산, 베타카로틴, 비타민 B·C, 루틴 (비타민 P) 등	지방, 회분, 탄수화물, 당분, 지방산 등
특징	토마토의 원산지는 남미의 잉카제국이다. 오래전부터 비만·고혈압·당뇨병 등의 식이요법으로 이용되어 왔으며, 비타민의 보고로 알려져 있다. 토마토는 혈압을 낮추고, 모세혈관을 튼튼하게 하는 기능이 있다. 독일이나 중국에서는 만성고혈압치료의 보조요법으로 이용되고 있다. 특히 토마토에는 탄수화물(당질)대사와 지방대사를 도와주는 기능이 있어 비만해소에도 효과적인 식품으로 알려져 있다.	설탕은 캐나다의 단풍나무, 아프리카의 야자나무·수수·포도 등에서도 추출하지만, 주로 열대지방의 사탕수수와 온대지방의 사탕무에서 추출한다. 그리고 설탕은 단맛이 나는 단순당으로, 체내에서 매우 빠르게 소화·흡수되며, 특히 근육과 뇌에 필요한 연료를 만든다.

토마토에 들어 있는 비타민 B는 체내에서 당질대사를 활발하게 하여 열량발생효율을 높인다. 그런데 토마토에 설탕이나 소금을 뿌려서 먹으면 비타민 B의 흡수율을 떨어뜨린다고 한다.

3편

건강을 지키는 생활

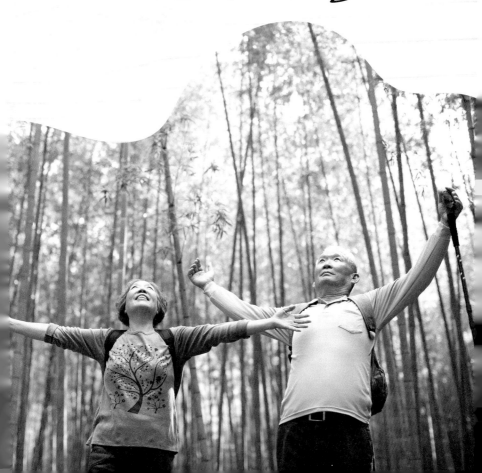

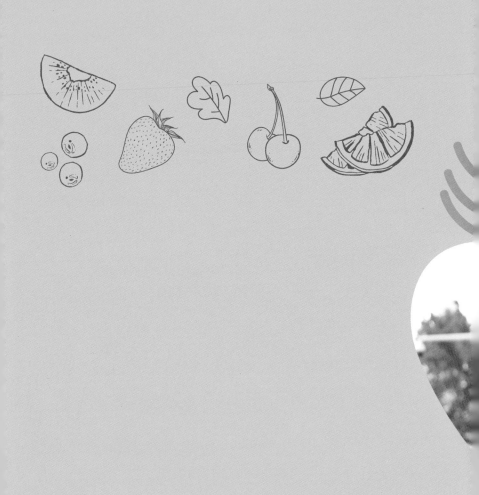

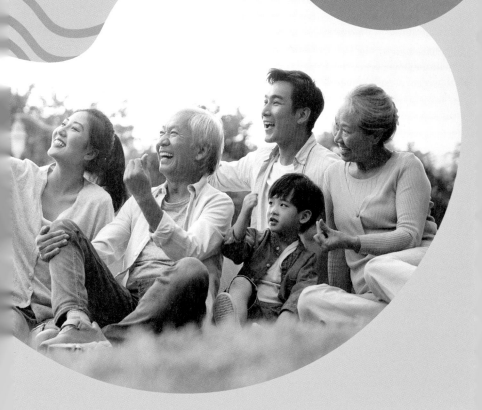

1장

올바른 호흡

올바른 호흡법

사람은 공기가 없는 곳에서는 단 5분도 살 수 없다. 현대인들은 깨끗한 공기에 큰 관심을 기울이고 있다. 사람들이 야외로 나가고, 등산을 하는 것도 다 그런 이유다. 단순히 깨끗한 공기만 마신다고 좋은 게 아니다. 바른 자세로, 좋은 방법으로 호흡해야 심신의 건강을 지킬 수 있다.

얕은 호흡이 비만을 부른다

좋은 호흡, 바른 호흡이란 편안하고 깊게, 허파의 구석구석까지 공기가 들어가는 호흡이다. 이 상태에서는 가슴의 가로막(횡격막)과 근육, 갈비뼈, 빗장뼈가 모두 하나가 되어서 호흡한다. 얕은 호흡은 이와 반대로 허파의 극히 일부분에만 공기가 미치므로 허파의 위쪽이나 아래쪽은 전혀 사용하지 않는다. 다시 말해 어깨나 가슴의 일부분으로 하는 호흡이다.

호흡이 얕으면 혈액 속의 산소가 부족해진다. 산소의 필요성은 세포기관에 따라 달라지지만, 일반적으로 근육세포를 1이라고 하면 심장의 근육세포는 5배 이상, 뇌의 신경세포는 12배 이상 산소를 필요로 한다. 결국 얕은 호흡을 계속 하면 제일 큰 타격을 받는 곳이 뇌와 마음이며, 그 다음이 심장이다. 또한 산소가 부족해지면 영양을 충분히 연소시킬 수 없어 비만의 원인이 된다. 비만은 식생활이나 운동부족이 가장 큰 원인인데, 자세 혹은 호흡과의 관련도 부정하기가 어렵다. 자세와 호흡은 서로 영향을 주고받는다.

한편 호흡은 자율신경에 의해 지배받는다. 따라서 자세가 잘못되거나 호흡이 얕고 짧아지면 자율신경의 움직임이 약해져서 아무리 먹어도 포만감을 느낄 수 없다. 그러므로 과식하게 되어 점점 비만이 진행되는 악순환에 빠지게 되는 것이다. 호흡의 질 저하는 자세나 비만 등 단순히 외관상의 문제만을 초래하는 것은 아니다. 최근에는 체력이 떨어지는 사람이나 심리적으로 불안정한 사람이 부쩍 늘고 있다.

최근 화를 잘 내는 사람이 많은 것도 결코 호흡과 무관하지 않다. 쉽게 화를 내는 것을 흔히 스트레스 탓으로 돌리는 경우가 많은데, 이를 다른 시점에서 바라보면 스트레스가 그 사람의 호흡을 얕고 짧게 만든다고 볼 수 있다.

입으로 호흡하면 안 되는 이유

현대인의 호흡방법에는 또 한 가지 문제가 있다. 최근 코로 충분히 호흡하지 못해서 입으로 호흡하는 사람이 늘고 있다는 사실이다. 거리에서도 입을 벌리고 걷는 사람들을 자주 본다. 이것이 결과적으로는 면역력을 약하게 해서 꽃가루 알레르기나 천식, 두드러기 같은 증세를 유발하게 되며, 나아가 면역계의 이상인 관절류머티즘이나 악성림프종 등이 발병하기 쉬운 체질로 만든다.

전통적인 요가 호흡법에서도 내쉬는 숨은 입으로 이루어지는 경우가 있지만, 들이마시는 숨은 거의 모두 코로 이루어진다고 가르친다. 코로 숨을 들이마시면 코털이나 점막이 공기 중에 섞여 있는 먼지 및 여러 가지 이물질이나 잡균을 걸러내서 공기를 정화시킨다. 그런데 입으로 숨을 들이마시면 이물질이나 잡균이 허파까지 그대로 들어가게 된다. 몸은 이런 현상에 대비해 면역력을 유지해야 하므로 그만큼 부담을 받을 수밖에 없다.

산소 부족은 만병의 근원이다

호흡이 얕으면 혈액의 질도 그만큼 나빠진다. 이것은 콜레스테롤의 과다 문제와 관련된다. 콜레스테롤의 과다란 콜레스테롤이 많아서 끈적끈적한 혈액을 말하는 것이 아니라 산소가 적은 혈액을 말한다.

혈액 속의 헤모글로빈이 산소를 흡착해서 온몸의 세포로 산소를 공급해야 하는데, 산소가 부족하면 혈액이 깨끗하다고 말하기는 어렵다. 결국 헤모글로빈의 '산소 흡착량'이 적다는 뜻이다.

산소가 공급되지 않으면 세포는 충분히 제 기능을 발휘하지 못하고 결국엔 죽고 만다. 얕은 호흡을 오래 하면 세포는 산소 부족으로 원기를 되찾을 수 없게 되고, 노폐물 배설이 원활하지 못해 내장이 지닌 능력을 충분히 발휘할 수 없게 된다. 산소 결핍 경향이 있는 세포는 암 같은 이상현상을 초래하기 쉽다.

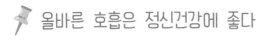 올바른 호흡은 정신건강에 좋다

단지 숨을 잘 쉬는 것만으로도 스트레스를 조절하고, 우울증 개선에 탁월한 효과를 볼 수 있다.

올바른 호흡을 하면 우울증 치료에 자주 이용되고 있는 세로토닌이라는 물질을 약물성분이 아닌 자연호르몬의 형태로 분비시킬 수 있다. 깊고 천천히 숨을 들이마시고 뱉어내는 식의 호흡은 혈중이산화탄소량을 늘려 호흡중추를 자극하게 되는데, 이 자극이 결과적으로 세로토닌을 분비시켜 정신을 안정시키고, 불안을 사라지게 하는 효과를 가져온다.

올바른 호흡법의 실천

호흡법을 익히는 첫 단계는 숨은 짧게 들이마시고 숨을 내쉴 때는 들숨보다 길게 하는 것이 좋다. 이때 이러저러한 잡념이 호흡을 방해하지 않도록 평소 자신이 추구하던 바를 염원하거나 의식을 한곳으로 집중하여 호흡할 것을 원칙으로 한다.

눈은 반 정도만 뜨거나 살짝 감고, 시선은 코끝을 바라보면서 숨기운이 들어오고 나가는 길을 함께 동행한다는 느낌으로 호흡의 동선을 그리며 호흡하는 것이 좋다.

가로막은 가장 중요한 호흡근육(가슴 안을 넓혀 숨을 쉬게 하는 근육)이다. 가만히 숨을 쉴 때 가로막은 약 1cm 움직이지만 심호흡을 하면 거의 10cm 움직일 수 있다.

가로막을 중심으로 그 위에서 하는 호흡을 흉식호흡이라 하고, 가로막 아래 복부로 호흡하는 것을 복식호흡 또는 심호흡이라 한다. 그리고 배꼽밑 약 3cm되는 곳을 단전이라고 하는

데, 이 단전을 중심으로 하는 호흡을 특히 단전호흡이라 한다.

복식호흡 내지 단전호흡을 하면 배의 근육이 단련되고 복압이 커지게 된다. 복압은 큰창자에 자극을 주어 연동운동을 활발하게 해준다. 다시 말해 소화흡수와 배설작용뿐만 아니라 소화액을 비롯한 호르몬 분비를 원활하게 해 준다. 결국 소화장애나 변비를 예방하는 데 도움을 준다는 것이다.

복식호흡법은 다음과 같다.

- 편안한 마음과 올바른 자세로 실시한다.
- 코를 통해 천천히, 가능한 한 깊게 숨을 마시면서 배를 최대한 내민다. 배가 부풀어 오르는 것을 손으로 감지할 수 있을 만큼 숨을 들이마셔야 한다. 이때 어깨와 가슴이 움직이지 않도록 주의한다.
- 숨을 잠시 멈춘다. 숨을 최대한 들이마신 상태에서 1초 정도 숨을 멈추면 호흡법을 연습하는 데 도움이 된다.
- 숨을 뱉어 배를 완전히 수축시킨다. 코나 입을 통해 천천히 배가 쑥 들어갈 정도로 숨을 내쉰다. 입으로 숨을 들이마시는 호흡은 해롭다. 들이마시는 숨은 코로, 내쉴 때에는 주로 입으로 한다.
- 차츰 횟수를 늘려간다. 처음엔 1분에 10회 정도, 차츰 익숙해지면 1분에 6~8회 정도씩 호흡한다.

이산화탄소 등 해로운 가스(노폐물)를 완전히 배출시키려면 산소를 들이마시는 것보다 두 배의 시간이 든다. 모든 종류의 건강호흡법에서 들숨과 날숨의 비율은 항상 1:2다. 일반인들에겐 들숨에서 2초, 날숨에서 4초가 좋다. 이는 깊이 들이마시고 더 깊게 내쉬라는 뜻이다. 이에 익숙해지면 3초 대 8초의 비율로 늘려가는 것이 좋다.

건강호흡을 위한 생활수칙은 다음과 같다.

- 가슴을 항상 편다. 가능하면 서서 하고 어깨와 목을 굳어지지 않게 풀어준다.
- 허리와 목의 S곡선을 바르게 유지하여 배를 편하게 한다.
- 숨 쉬는 순서는 항상 내쉬는 숨을 먼저 한다. 멈추지 않고 자연스럽게 길게 이어지도록 입을 약간 벌린 상태로 '후~'하는 소리를 내듯이 내쉰다.
- 들이마시는 숨은 주로 코를 통해 깊게 들이마신다. 배에 공기가 가득 차 팽창되는 것을 느낄 때까지 들이마신다.
- 언제 어느 때나 하는 것이 좋지만 아침에 일어나서, 운동을 하기 전, 잠자기 전에 긴 숨쉬기를 의도적으로 쉰다면 훨씬 더 많은 것을 얻을 수 있을 것이다.

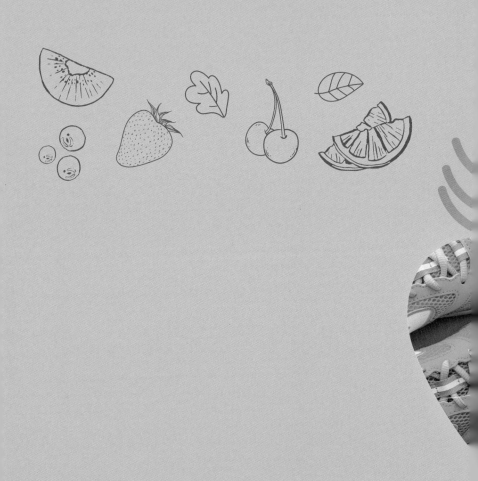

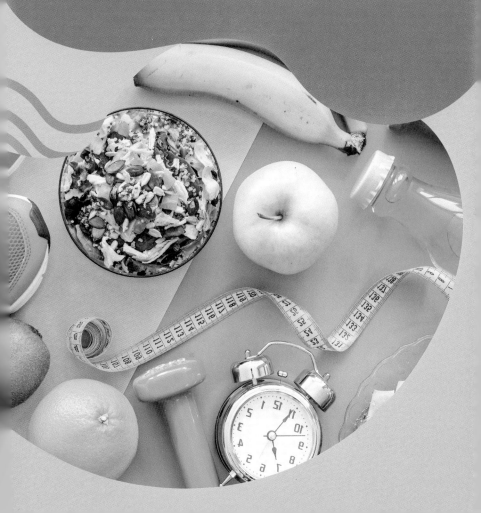

2장

비만을 이기는 생활습관

생활습관 개선

 환경이 비만을 만든다

비만을 일으키는 주요한 원인은 일반적으로는 유전 30%, 환경 70%라고 한다. 비만은 생활습관병의 주요 원인이다.

고지방질·고열량식을 계속 먹어서 뚱뚱해진 엄마가 품고 있던 작은 생명체는 엄마의 과식으로 엄마 뱃속에서부터 지방세포의 수를 늘리기 시작한다. 태어나서 사춘기에 이를 때까지 편식과 부모와 닮은 운동습관을 '유전'으로 물려받아 남아돌 정도로 많은 지방저장소(지방세포)를 갖게 된다. 그 결과 기초대사량이나 자율신경기능이 저하되어가는 갱년기 무렵부터는 급격하게 비만이 되어버린다.

햄버거와 감자튀김, 식후의 아이스크림은 대표적인 고지방·고열량식이다. 지방세포의 수가 증가하는 데는 아기 때부터의 생활습관이나 그 외의 환경요인이 중요한 원인이 된다. 만약 전통적인 식단 대신 서양인들처럼 고지방·고열량식을 계속 섭취한다면, 유전적으로 살찌기 쉬운 체질이 많은 우리는 미국보다 더 심각한 비만왕국이 될 수도 있다.

과식은 피해야 한다

불안이나 심리적 스트레스로 인한 과식은 배가 고파서 음식을 입에 넣는 것이 아니다. 불안이나 스트레스의 해소를 위해, 말하자면 대리·보상적인 행동으로 먹는 것이기 때문에 '안절부절하며 먹기'라거나 '기분전환용 먹기'라고 불린다. 사춘기나 성년기의 여성뿐만 아니라 많은 비만인들은 정신적 스트레스를 폭식으로 발산시키는 것으로 알려져 있다.

식욕을 조절하는 뇌의 시상하부에는 정보를 전달하는 물질이 많이 있는데, 이것이 흐트러지면 뇌에서 과식신호가 많이 나와 과식을 하게 된다고 한다.

정신적 불안이나 스트레스 때문에 공복감이 없어도 기분전환을 위해 닥치는 대로 과자나 청량음료와 같은 고당질(고탄수화물) 음식을 마구 먹는 경우도 많다. 여성의 '기분전환먹기증

후군'은 스트레스를 해소하거나 남는 시간을 때우기 위해 뭔가를 먹어대는 것으로, 특히 케이크 같은 고당질 음식을 선호하는 경향이 있다. 이러한 증상이 발생하는 이유는 정신적 스트레스나 정서의 안정에 관계하는 세로토닌이라는 뇌 속의 물질이 늘어나기 때문이라고 한다.

📌 식사를 거르지 말자

현대인의 생활이 불규칙한 것은 식사의 패턴을 보면 잘 알수 있다. 최근 들어 아침을 먹지 않고 출근하는 사람의 수가 크게 늘어났다.

또 하루의 섭취에너지를 아침 · 점식 · 저녁으로 나누어 볼때 저녁이 차지하는 비율도 높아지는 경향이다. 특히 20~40대의 남성은 저녁이 약 45%를 차지해 하루 열량의 절반 정도를 저녁식사로 섭취한다고 한다. 소위 '몰아서 먹기'이다.

많은 연구에서 식사횟수와 비만도는 분명히 관계가 있다고 밝혀졌다. 하루 식사횟수를 2~5회라고 할 때 식사횟수가 적을수록 비만도가 커진다고 한다. 이는 불균형한 식습관 때문에 한꺼번에 많은 음식을 먹으면 남은 열량을 지방으로 바꾸는 인슐린이 과하게 분비되어 지방을 축적하는 반응이 높아지기 때문이다(인슐린이 계속해서 과잉분비되면 당뇨병에 걸릴 수 있다).

한편 저녁 늦게 과식하면 잠이 잘 오지 않아 수면부족이 된다. 그러면 아침에 밥맛이 없어져 밥을 거르게 된다. 이러한 일이 반복되면 아침은 거르고 저녁은 많이 먹는 악순환이 반복된다. 결국 살이 찔 수밖에 없다.

📌 자기 전에는 먹지 않는다

밤만 되면 하는 군것질이 비만의 원인이 된다. 밤에는 오히려 식사의 열량을 낮추어 몸이 쉴 수 있도록 대비하는 것이 바람직하다. 밤에 섭취한 열량은 사용되지 않아 몸안에 축적되기 마련이다. 더구나 군것질거리로 가장 많이 먹는 과자류는 대부분 당질에다 지방질까지 살찌는 성분만 잔뜩 들어 있기 때문에 매우 위험하다고 할 수 있다.

밤에는 낮 동안의 긴장에서 각종 기능을 이완시키는 부교감신경의 활동이 왕성하기 때문에 소화흡수가 좋아지고, 음식물 섭취 후 에너지소비도 적어지며, 먹은 것이 효율적으로 저장된다. 이 때문에 자기 전에 먹으면 살찌기 쉬워지는 것이다.

운동으로 비만 해소

 운동부족과 체중과다의 악순환

별로 먹지도 않는데 살이 찐다는 사람들은 일상생활에서 몸을 움직이는 시간이 적고, 쉬는 시간이 길다는 공통점이 있다.

몸을 움직이지 않는 것은 비만의 원인이 된다. 그리고 비만이 되면 몸을 움직이는 것이 귀찮아진다. 몸을 쓰지 않으면 체력이 점점 떨어지고, 움직이기가 더 더욱 어려워지는 악순환에 빠지게 된다.

그런데 비만인은 몸도 무겁고 운동부족으로 체력도 저하되어 있지만, 스스로 자신의 운동량은 과대평가하고 식사량은 과소평가하기 쉽다. 나름대로는 열심히 움직이고 있고 먹고 싶은 것도 참고 있다고 착각하는 경향이 있다.

그 이후 수많은 연구에서도 역시 운동부족이 비만을 발생시키는 가장 일반적인 원인이라는 사실이 보고되고 있다. 때문에 적당한 운동을 습관적으로 실시하는 것은 비만을 예방하는데 반드시 필요한 요소라고 할 수 있다.

비만 개선의 기본원칙은 섭취열량보다 소비열량이 더 큰 상태를 장기간 유지함으로써 체지방을 감소시키는 것이다. 에너지소비 밸런스를 마이너스로 만들기 위해서는 식사를 제한하여 열량의 섭취를 줄이거나, 운동으로 열량의 소비를 증가시키면 된다.

🖈 운동과 식욕

운동을 안해서 기초대사량이 내려갔다면, 먹는 양을 줄여서 에너지를 섭취하지 않으면 된다고 생각할 수도 있겠지만, 인간의 몸은 그렇게 단순하지 않다.

인간의 몸은 운동부족이 되면 필요 이상의 열량을 섭취하는 습성이 있다. 보통 겨울은 살찌기 쉬운 계절이라고 하는데, 그 이유는 춥다고 밖에는 나가지 않고 따뜻한 난로 앞에서 뒹굴거리며 군것질만 하기 때문일 것이다.

운동을 할 때는 교감신경이 활동하여 몸이 '전투태세'가 되기 때문에 식욕이나 소화흡수기능이 저하된다. 그러나 운동부족 상태에서는 오히려 몸은 적극적으로 다가오는 기아에 대비해 지방을 최대한 모으기 위해 식욕을 돋우게 되는 것이다.

몸이 쉬고 있을 때는 긴장을 풀고 안정시키는 부교감신경이 활발해지기 때문에 식욕이 커질 뿐만 아니라 에너지가 소비 흡수되기 쉬워진다. 에너지를 간이나 근육, 지방세포 등에서 모조리 저장할 수 있다. 그렇게 운동부족은 식욕을 필요 이상으로 높인다.

📌 운동의 효과는 당분간 지속된다

비만 해소를 위한 처방에서 운동이 빠지지 않는 이유는 체성분(몸의 구성성분)을 줄이지 않고 지방만 연소시키는 것이 가능하기 때문이다. 운동 다이어트의 장점은 소비에너지의 증가에만 있는 것이 아니다. 근육을 탄탄하게 유지하고, 기초대사량을 증가시키며, 피부가 탱탱해지고, 변비도 해소되는 여러 가지 장점이 있다.

일반적으로 운동을 하는 동안만 에너지대사가 높아지고 지방이 연소된다고 생각하기 쉽지만 그렇지 않다. 운동을 하면 운동을 할 때만이 아니라 운동을 하고 난 후에도 일정 시간 동안 안정시의 대사가 높게 유지된다.

운동을 계속하면 살이 잘 찌지 않는 체질로 변화시킬 수 있다. 이는 식사를 제한하는 다이어트법만으로는 불가능한 일이다. 운동으로 지방을 태우면 각종 성인병의 원인이 되는 내장지방을 피하지방보다 더 효과적으로 연소시킨다.

걷기 운동만으로도 효과가 있다

운동을 싫어하는 사람은 대개 운동부족으로 체력이 좋지 않은 경우가 많다. 그래서 운동을 조금만 해도 숨이 차서 오래 할 수 없고, 적응도 잘되지 않아 운동을 더 더욱 싫어하게 되는 것이다.

예전에는 어느 정도 강도 있는 운동을 해야 운동의 효과를 얻을 수 있다는 생각이 지배적이었다. 그러나 현재는 전혀 다른 기준에서 운동을 추천하고 있다. 즉 비만을 해소하고 생활습관병을 예방·개선하는 데는 오히려 힘들지 않은 유산소운동이 더 효과적이라는 것이다.

지방은 상당히 큰 분자이기 때문에 많은 산소를 이용하여 천천히 태우지 않으면 에너지로 연소되지 않는다. 그래서 비만을 해소하기 위한 운동으로는 숨이 별로 차지 않을 정도의 걷기 또는 빨리 걷기가 효과적이다.

이런 운동이라면 힘들지 않아서 오래 계속할 수 있다. 안전하기도 하고 에너지를 충분히 소비할 수도 있다. 그러므로 특별히 운동태세를 갖추지 않더라도 평소 생활에서 게으름 피우지 말고 움직이는 것이 매우 중요하다.

📌 운동을 통해 스트레스를 해소하라

빠른 속도로 변화하는 사회환경 속에서 불안감, 긴장, 불만, 야심 등에 의한 어느 정도의 스트레스, 그리고 그러한 스트레스를 해소시켜주는 스포츠와 영상매체(TV, 음악, 춤 등을 포함) 또는 깊은 수면 등이 혼재하여 인간의 생활리듬을 만들어낸다. 그러므로 항상 수동적으로 스트레스를 한탄하기보다는 스트레스가 생길 때마다 적극적으로 해소시키고 장기간 방치하지 않는 것이 현대사회를 살아나가는 요령일 것이다.

물론 현실은 그렇게 만만하지 않아서 여러 가지 스트레스에서 완전히 도망갈 수 있는 사람은 없다. 스트레스가 많은 직장에 다니는 사람은 신경성 질환이나 마음의 병에 걸리기 쉽다. 여성이 살찌는 계기가 되는 것은 주로 임신, 출산, 폐경에 따른 호르몬 변화를 들 수 있지만, 이러한 생리학적인 요인뿐만 아니라 심리적인 스트레스나 식습관의 변화에 의한 점도 크다.

누구라도 자신의 체력에 맞춰 무리없이 운동한다면 운동이 주는 스트레스 해소 효과를 얻을 수 있다. 또한 비만한 몸이라면 아무리 고가의 명품으로 치장해도 폼이 나지 않겠지만, 운동으로 탄탄해진 몸에는 청바지에 티셔츠만 걸쳐도 매력이 풍길 것이다.

 ## 운동부족은 만병을 부른다

최근의 연구에서 생활습관병, 특히 심장병 · 당뇨병 · 고혈압 · 뇌졸중 등은 노화뿐만 아니라 만성적인 운동부족이나 식생활과도 크게 관련되어 있다는 것이 밝혀졌다.

그러나 유감스럽게도 대부분의 생활습관병은 무자각 · 무통증이라서 우리가 아무리 귀를 기울여도 들리지 않는다. 비만 때문에 혈관을 닥달하는 고농도의 인슐린과 남아도는 콜레스테롤이 혈관의 벽을 망치고 있어도 본인은 전혀 자각하지 못하는 경우가 대부분이다. 고통이나 자각증상이 실제로 나타나는 것은 이미 그 병이 완전히 진행된 후의 일이다.

노력만이 비만을 이긴다

30분 정도의 걷기를 생활 속에서 하느냐 마느냐로 비만과 생활습관병의 발생률이 크게 바뀔 수 있다. 비만은 거의 모든 생활습관병의 온상이 되었다. 게다가 비만과 더불어 고혈압, 이상지질혈증(고지질혈증), 고인슐린혈증 등의 '죽음의 4중주'는 병마로의 서곡을 음악도 없이 연주하기 때문에 병이 발생할 때까지 거의 무감각·무통증 상태이다.

고도로 진보한 현대의 치료의학 덕택에 쉽게 죽지는 않겠지만, 걸리지 않고 지날 수 있는 수많은 생활습관병에 빠른 시기에 걸려버리면 괴롭고 긴 투병생활이 그 뒤를 기다리고 있을 게 뻔하다.

50~60세 전후에 뇌·심장혈관계의 병에 습격당해 잃을 뻔한 목숨을 건지더라도 뇌경색이나 심장근육경색으로 죽은 세포의 기능은 돌아오지 않는다. 뇌와 심장세포는 재생되지 않으면, 한 번 사멸하면 평생 그 세포는 원래대로 돌아오지 않

는다. 열심히 재활에 힘을 써도 그 기능이 전혀 회복되지 않는 것도 다수 있다. 그렇다면 부자유스러운 몸으로 남은 평생을 살아갈 수밖에 없다.

역시 예방할 수 있는 병은 최대한 예방해서 자신에게 주어진 수명을 다 할 때까지 건강하게 살아가야 한다. 생활을 포함한 생활습관의 개선과 지속적인 운동의 실시, 이것은 비만을 이기고 건강을 유지하는 유일한 길이다.

비만을 이기고 '죽을 때까지 건강하게 살기' 위해서는 그만큼의 노력이 필요하다. 평생 습관적으로 지속하는 운동이 비만예방과 풍요로운 노후를 위한 보험이다.

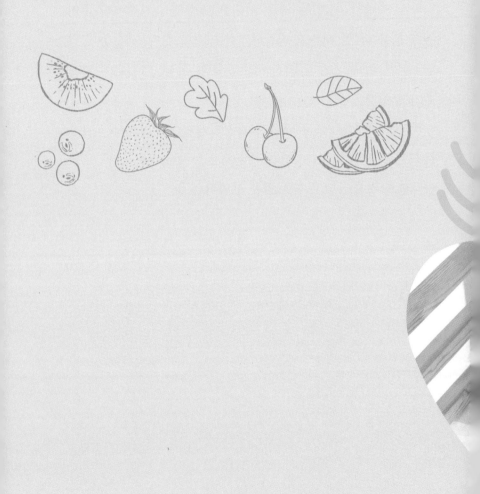

3장

잠이 보약

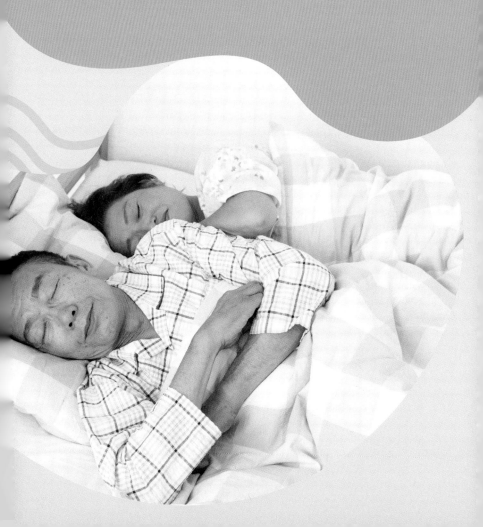

수면시간보다 중요한 수면

 ## 생체시계는 평생 변하지 않는다

생체시계는 24시간 11분의 주기로 작동한다는 사실이 하버드대학교 의대 찰스 체이슬러 교수의 연구에 의해 밝혀졌다. 이전의 연구에서는 생체시계가 25시간 주기로 작동하고, 나이가 들면서 짧아진다고 생각하였다. 그러나 최근의 연구에서는 고령자도 젊은 사람과 마찬가지로 24시간보다 약간 긴 주기를 갖고 있다는 사실이 발견되었다.

인간의 24시간리듬을 조절하는 것은 뇌의 깊숙한 곳에 위치한 시상하부에 있는 시각교차위핵(suprachiasmatic nucleus : SCN, 시교차상핵)이라고 불리는 신경세포집단이다. 이것은 인체의 많은 기능을 조절하고 있으며, 수면 메커니즘에도 영향을 준다.

대부분의 사람은 수면욕구가 오후 10시경에 최고조에 달한다. 이때 체온은 내려가기 시작하여 수면 중에는 1도 정도 체온이 내려간다. 그리고 오전 4시쯤에 체온이 상승하기 시작하여 잠에서 깨어나게 된다.

야간에 잠을 유지하기 위해 뇌 뒤쪽에 있는 솔방울샘(송과선)에서 잠을 지속시키는 멜라토닌이 분비된다. 많은 인자가 멜라토닌 분비에 영향을 주는데, 그중에서 특히 빛이 강한 영향을 준다. 취침시각에 전등을 끄면 솔방울샘에서 멜라토닌 분비가 많아진다. 반대로 일출은 잠을 깨게 만드는 화학적 과정을 일으킨다. 눈을 뜨기 전에 2종류의 스트레스 호르몬(부신겉질자극호르몬와 코티졸)을 방출된다. 이 호르몬은 '잠에서 깨어나라'는 신체의 소리를 들으면 그 분비량이 크게 늘어나기 시작한다.

어떤 특정한 시간에 꼭 일어나야 할 일이 있으면 그것이 스트레스가 되어 스트레스 호르몬을 방출하게 된다. 그래서 잠에서 깨어나기 1시간 전쯤에 그 호르몬의 분비량은 늘어나게 되는 것이다. 인체는 자연스러운 각성시계를 지니고 있어서 미리 정해진 시간에 일어날 수 있게 된다.

 계절에 따른 수면리듬

계절에 따른 수면 변동을 조사한 보고에 따르면 봄과 겨울은 수면시간이 길고 여름과 가을은 짧은 경향이 있다. 이러한 경향은 일출시간과 관련이 있다고 한다. 즉 일출이 빨라지면 기상시간도 빨라지는 것이다.

봄은 다른 계절에 비해 깊은 수면에 빠지게 하는 경향이 있다. 겨울 동안 집안에 틀어박혀 있다가 햇살이 따뜻해지면 밖으로 나올 기회가 많아지고 운동량도 늘어나는데, 이것이 수면욕구를 높인다. 또한 봄이 되면 잠을 방해하는 감각자극이 줄어들어 근육의 긴장이 풀리고 각막자극이 줄어들어 잠을 유발한다. 추위는 근육의 긴장을 높이고 그 긴장에 의해 열을 생산하여 체온이 낮아지지 않도록 한다. 동시에 근육이 긴장을 하면 강한 각성효과도 있다.

여름은 밤이 짧기 때문에 수면시간도 짧아진다. 그 대신 낮시간이 길고 기온이 높으므로 에너지를 소모한 후 낮잠으로 보상하게 된다.

가을은 여름에 비해 해가 지는 시각이 빨라지는데, 여름의 리듬에서 벗어나지 못하여 수면시간이 여전히 짧은 상태로 남기 때문에 '깊어지는 가을밤'이라는 표현이 등장하기도 하였다. 어두워져도 잠을 이루지 못하여 독서를 하거나 이야기를 나누며 밤을 보내게 되는 것이다.

쉽게 잠드는 기술

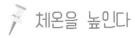 **체온을 높인다**

사람의 체온은 새벽녘에 가장 낮고 시간이 흐를수록 서서히 높아진다. 그리고 저녁에 최고조에 달하였다가 밤부터 서서히 내려간다. 이처럼 체온이 내려가기 시작할 때 졸음이 오게 된다. 따라서 체온을 일시적으로 높이면 잠은 잘 올 것이다.

다음에 체온을 높이는 방법을 몇 가지 살펴본다.

첫째는 운동이다.

운동을 하면 체온이 급격히 상승한다. 그리고 운동 후 2시간 정도 지나면 올라간 체온이 이번에는 급격히 내려가기 시작한다. 이때 졸음이 오게 된다.

밤에 하는 운동은 저녁식사 후 2시간 정도 지나 소화가 거의 끝났을 무렵, 즉 오후 8시 정도에 시작하여 잠자리에 들기

2시간 전에 끝내는 것이 좋다.

아침에 운동을 하면 하루 종일 졸음이 쏟아지고 밤에 잠이 잘 오지 않는 문제점이 나타날 수 있다. 같은 운동이라도 언제 하느냐에 따라 수면에 도움이 될 수도 있고 안 될 수도 있다.

밤 8시쯤에 운동을 하면 체온이 최고조에 이르게 된다. 운동을 한 후 2~3시간 지나 잠자리에 들면 체온이 급격히 떨어져서 온도차가 커지기 때문에 졸음이 잘 오게 된다. 하지만 너무 격렬한 운동을 하면 아드레날린과 같은 스트레스 호르몬의 분비량이 증가하여 잠을 방해할 수 있다. 따라서 운동은 가볍게 땀을 흘리는 정도로만 해야 한다.

둘째는 목욕이다.

체온을 높인다는 점에서 목욕도 운동과 같은 효과가 있다. 따뜻한 물에 들어가면 물의 온도에 의해 체온이 올라간다. 그리고 목욕을 끝낸 후 10~15분이 지나면 체온이 떨어진다. 이 시간에 잠자리에 들면 자연스럽고 기분 좋게 잠이 들 수 있다.

🖈 자기 전에 허브티나 우유를 마신다

홍차나 커피 대신 허브티를 마시는 사람이 최근 들어 늘어났다. 특히 저녁식사 후 카페인 섭취가 많아 머리가 너무 맑아졌을 때 마시면 좋다. 허브샵에 가 보면 캐모마일, 페퍼민트 같은 허브티를 금방 찾을 수 있다. 이러한 허브티는 맛으로 즐길 수도 있고 약으로서의 효과를 얻을 수도 있다.

예를 들면 펜넬이나 페퍼민트로 만든 허브티는 맛과 향기가 좋을 뿐만 아니라 식후의 소화를 돕는 기능도 있다. 캐모마일 티는 꽃에서 추출되며 사과맛이 난다. 소화에 도움이 되므로 식후에 마시는 것이 좋다. 평온하게 만들어주는 진정작용도 있으며 자기 전에 마시면 좋은 차이다.

기본적으로 허브티를 끓이는 방법은 끓인 물을 허브잎이나 꽃에 붓고 우려내는 것이다. 잠이 오지 않는다고 술을 마시는 사람이 많지만 습관이 되면 위가 아프거나 간에 부담을 줄 수도 있다. 그래서 몸과 마음에 좋고 습관성이 없는 허브티를 권장한다. 취침하기 약 30분 전에 향을 즐기면서 여유있게 마신다. 캐모마일과 페퍼민트의 섞어서 만든 티는 한층 더 좋은 효과를 발휘한다.

진정효과가 우수한 허브에는 발레리안이 있다. 발레리안을 많이 섭취하면 상당한 진정효과가 있다. 발레리안 1~2방울로는 전혀 효과가 없다. 적어도 찻스푼 하나 정도의 양을 허브티에 넣고 섞어 마셔야 효과를 얻을 수 있다.

우유도 잠이 잘 오게 하는 데 효과적이다. 우유에는 트립토판이라는 아미노산이 함유되어 있는데, 이 물질이 몸안에서 대사되면 세로토닌이라는 물질로 변한다. 이 세로토닌은 뇌에 작용을 하여 졸음을 부르는 물질이다. 1g의 트립토판을 투여하면 잠이 들 때까지의 시간이 20분에서 10분으로 단축된다는 실험결과도 있다.

또한 우유는 칼슘이 많이 들어 있다. 몸에서 칼슘이 적어지면 쉽게 초조해진다. 스트레스가 많은 현대인은 칼슘 섭취에 신경을 쓰는 것이 중요하다. 스트레스가 있으면 체내에 젖산이라는 피로물질이 생기는데, 젖산은 칼슘과 잘 결합하고, 이로 인해 칼슘의 흡수가 나빠지면 초조해지고 화를 잘 내게 된다.

그러므로 좀처럼 잠이 들지 않아 고민인 사람은 잠들기 전에 따뜻한 우유를 한 잔 마시는 것이 좋다. 허브티와 우유를 섞은 밀크티는 두 가지의 장점을 다 살릴 수 있어서 더욱 좋다.

좋은 수면습관

잘 자기 위한 10가지 비결

잠이 잘 들지 못하는 것만큼 초조한 일도 없을 것이다. 머리 속으로 다음날 일어나야 한다는 생각에 잠을 잘 자지 못하거나, 밤중에 소음으로 눈을 떴을 때에는 어떻게 해야 하는가? 다음에 잠을 잘 자기 위한 비결을 정리한다.

- 자고 싶은 생각이 들 때에만 잠자리에 든다. 이렇게 해야 잠자리에서 깨어나는 시간이 줄어든다.
- 20분 이내에 잠이 들지 못하면 일어나서 졸릴 때까지 무언가 소일거리를 찾는다. 어슴푸레한 곳에서 조용히 앉아 있거나 냉장고에 붙여 놓은 메모를 읽는 것도 좋다. 빛은 뇌를 깨어 있게 만들기 때문에 빛을 쐬면 안된다.
- 낮잠을 자지 않도록 한다. 너무 피곤하여 낮잠을 자야 한

다면 오후 2시경에 1시간 이내의 범위에서 자도록 한다.

- 매일 같은 시간에 일어나고 잠든다. 주말에도 똑같은 시간에 일어나야 한다. 수면 사이클이 규칙적인 리듬을 갖게 되면 컨디션이 좋아진다.

- 수면의식을 만든다. 잘 시간이 되었다는 사인을 여유있게 보내는 것이 중요하다. 15분 정도 마음이 편안해지는 음악을 듣거나, 감정을 추스를 수 있는 책을 읽거나, 카페인이 없는 차를 마시거나, 긴장을 푸는 체조를 한다.

- 잘 때에만 침대를 사용한다. 잠자리에서 일을 하거나 책을 읽거나 텔레비전을 보는 것은 좋지 않다.

- 카페인 · 니코틴 · 알코올은 자기 4~6시간 전에는 섭취하지 않는다. 카페인과 니코틴은 자극제이어서 잠이 드는 것을 방해한다. 녹차 · 커피 · 홍차 · 콜라 · 감기약 중에는 카페인이 함유되어 있는 것이 많고, 담배는 니코틴을 함유하고 있다. 알코올은 잠을 잘 오게 하지만 결국에는 수면을 방해하게 된다.

- 자기 바로 직전에 목욕을 한다. 따뜻한 물로 목욕을 하면 체온이 올라가므로 다시 체온이 떨어질 때 잠이 잘 오게 된다.

- 침대와 침실은 깨끗하고 쾌적한 환경으로 만든다. 더운 방은 잠자기에 부적당하다. 시원한 방에서 따뜻한 이불을

덮는 것이 좋다. 아침햇살을 맞는 것이 싫다면 안대를 착용하는 것이 좋다. 소음이 신경쓰이면 귀마개를 한다.

❋ 라벤더 향기를 맡는다. 라벤더 오일을 2~3방울 티슈에 떨어뜨려 베개맡에 두거나 라벤더를 넣은 베개를 사용한다.

🔖 좋은 수면이란

좋은 수면이란 무엇인가? 현실적으로 좋은 수면이라는 것이 가능한가? 실제 생활 속에서 어떻게 수면을 취하고 있는가?

최근의 도시생활은 야간화가 많이 진행되어 밤에도 여러 가지 활동을 하므로 아무래도 수면시간이 부족해지기 십상이다. 수면 전문의들은 현대인은 만성 수면부족 상태라고 보고 있다. 의학적으로 이러한 상태는 건강에 좋지 않다고 할 수 있다.

최근 신문이나 텔레비전 등에서 과로사에 대한 뉴스를 접할 수 있다. 과로사 사건의 당사자는 거의 잠을 자지 못하였다고 보도된다. 그들은 어려운 일을 맡아서 어떻게든 해 보려고 노력한다. 그래서 1개월 중 반 정도는 야근을 함으로써 수면을 희생하게 되는 것이다. 잠을 자지 않으므로 정신적 피로를 회복하지 못하게 되어 결국엔 죽음에 이르게 된다. 이러한 기사를 보면 수면부족은 가볍게 받아들일 수 없다.

현재 우리들은 어느 정도 수면부족 상태에 빠져 있다. 그리고 이러한 수면부족은 앞으로도 지속될 것으로 예상된다. 수면시간이 짧아지는 이유는 다음 2가지이다.

- 생존에 관련된 중요하고 위험한 사건이 해결되기 전에는 잠을 자지 않는 생물학적인 원칙이다. 예를 들면 야생의 코끼리는 그 거대한 몸을 유지하기 위해서 많은 양을 먹어야 한다. 그래서 코끼리는 거의 잠을 자지 않고 먹는 데 열중하게 된다. 인간의 경우도 이러한 원칙이 적용된다. 어려운 일이 닥치면 혼자 그 문제를 해결하지 못하는 경우도 있다. 언제까지나 잠을 자지 못하는 것은 위험하므로 수면 전문의에게 상담을 받는 것이 좋다.

- 즐거운 일이나 자기가 하고 싶어하는 일이 있어서 잠을 자지 않는 것이다. 이 경우에는 생활을 즐기면서도 잠을 희생시키지 않는 방법을 찾아야 한다.

한편 수면시간은 몸상태에 따라 다르다는 것을 알아야 한다. 기분이 고조되거나 한창 일을 하고 있을 때, 또는 재미있는 일을 할 때에는 수면시간이 짧아진다. 이 경우에는 5~6시간 정도만 수면을 취해도 괜찮다. 즐거운 일을 할 때에는 수면시간을 줄여도 상관없지만, 피로가 쌓여 아무리 잠을 자도 졸리우면 수면을 많이 취하는 것이 좋다. 또한 낮동안의 생활이 충실하면 밤에도 잠을 잘 자게 된다는 사실을 우리는 이미 잘 알고 있다.

몸상태가 안 좋거나 집안에서 빈둥거리면 밤에 잠을 잘 자지 못한다는 것도 이미 알고 있다. 그러므로 수면 전문의들은 낮동안의 활동과 밤의 수면을 하나의 세트로 생각한다. 다시 말해서 좋은 수면을 취하기 위해서는 밤의 수면만을 생각해서는 안되며, 낮동안의 활동도 중요한 역할을 한다는 것이다.

좋은 수면을 위한 4가지 원칙은 다음과 같다.

- 올바른 식생활과 규칙적인 생활리듬을 유지한다.
- 운동을 하고, 햇빛을 많이 쐬어서 자각도를 높인다.
- 낮동안에 사람들과 접촉하여 이야기를 많이 나눈다.
- 자기 전에 긴장을 푼다.

자기 전에 긴장을 풀어야 한다는 것은 누구나 알고 있지만, 무언가 재미있는 일이 있으면 흥분하여 좀처럼 잠을 자지 못하는 경우가 있다. 반대로 걱정되는 일이 있어도 그것이 신경이 쓰여 잠을 자지 못한다. 결국 좋은 수면은 규칙적인 생활습관을 몸에 익힘으로써 취할 수 있다. 아주 당연한 일이지만, 이를 실천하지 못하는 것이 좋은 수면을 방해하는 실체라고 할 수 있다.

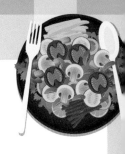

물이 인체에 미치는 영향

　수분을 전혀 입에 대지 않는 사람은 없다. '물'은 영양소 분류에는 들어가지 않지만, 살아가기 위해 꼭 필요하다. 나이나 성별에 따라 차이는 있지만, 태아는 체중의 83~85%, 어린아이는 70~75%, 성인은 60~65%가 수분이다.

　물은 용해력(액체에 잘 녹는 힘)이 뛰어나며, 산소나 이산화탄소 등 많은 물질을 녹일 수 있고, 표면장력 · 비열 · 기화열 · 열전도율이 다른 액체에 비해 크다. 그 결과 증발하기 어렵고, 얼기 어렵고, 열을 잘 전달하는 특징이 있다.

　물의 역할은 체내로 섭취한 영양소나 산소를 녹여 조직으로 운반하는 일, 효소반응의 장을 제공하는 일, 체온조절, 체액의 삼투압을 유지하는 일 등이다.

　운동을 하거나 고열을 내면 땀을 흘려서 수분을 소모한다. 건강한 상태에서는 섭취되는 수분과 배설되는 수분량의 밸런스가 유지되고 있다. 음료나 과일 · 채소 외에도 쌀이나 빵 · 육류 등의 음식물에도 수분이 들어 있다. 한 번에 많이 마시기보다는 자주 상온의 물을 섭취하는 것이 바람직하다.

참고문헌

고무석 외(2003). 식품과 영양. 효일문화사.

구재옥 외(2019). 이해하기 쉬운 영양학. 파워북.

김명희 외(2017). 영양학. 지식인.

농업진흥청 국립축산과학원(2019). 국가표준식품성분표 1. 진한엠앤비.

서광희 외(2019). 에센스 고급영양학. 지구문화사.

유태종(2006). 유태종 박사의 음식 궁합. 아카데미북.

유태종(2010). 유태종 박사가 추천하는 장수식품 88가지. 아카데미북.

이경애(2018). 캐릭터로 배우는 영양소 도감. 교학사.

이명천 역(2017). 건강 스포츠영양학 길라잡이. 라이프사이언스.

최혜미 외(2016). 21세기 영양학(5판). 교문사.

MEMO

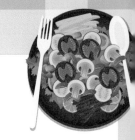

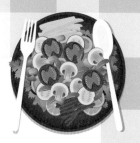

MEMO

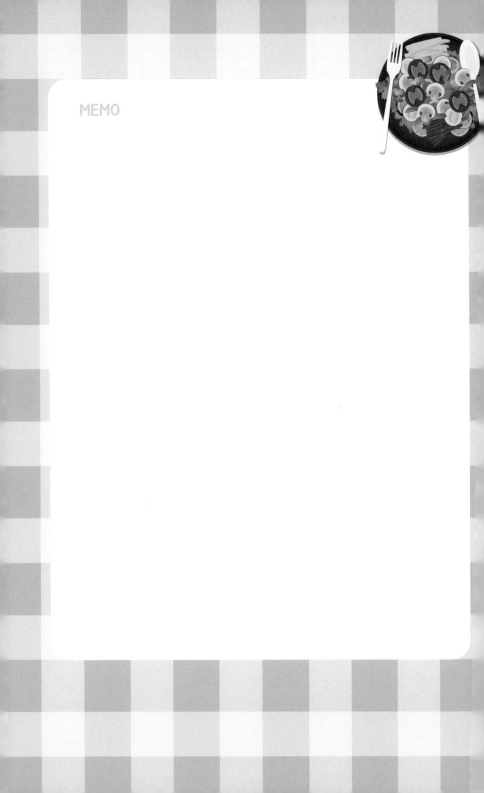

MEMO

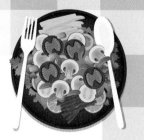

MEMO

MEMO

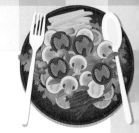